Ehrlichmann
Einfach ehrlich essen

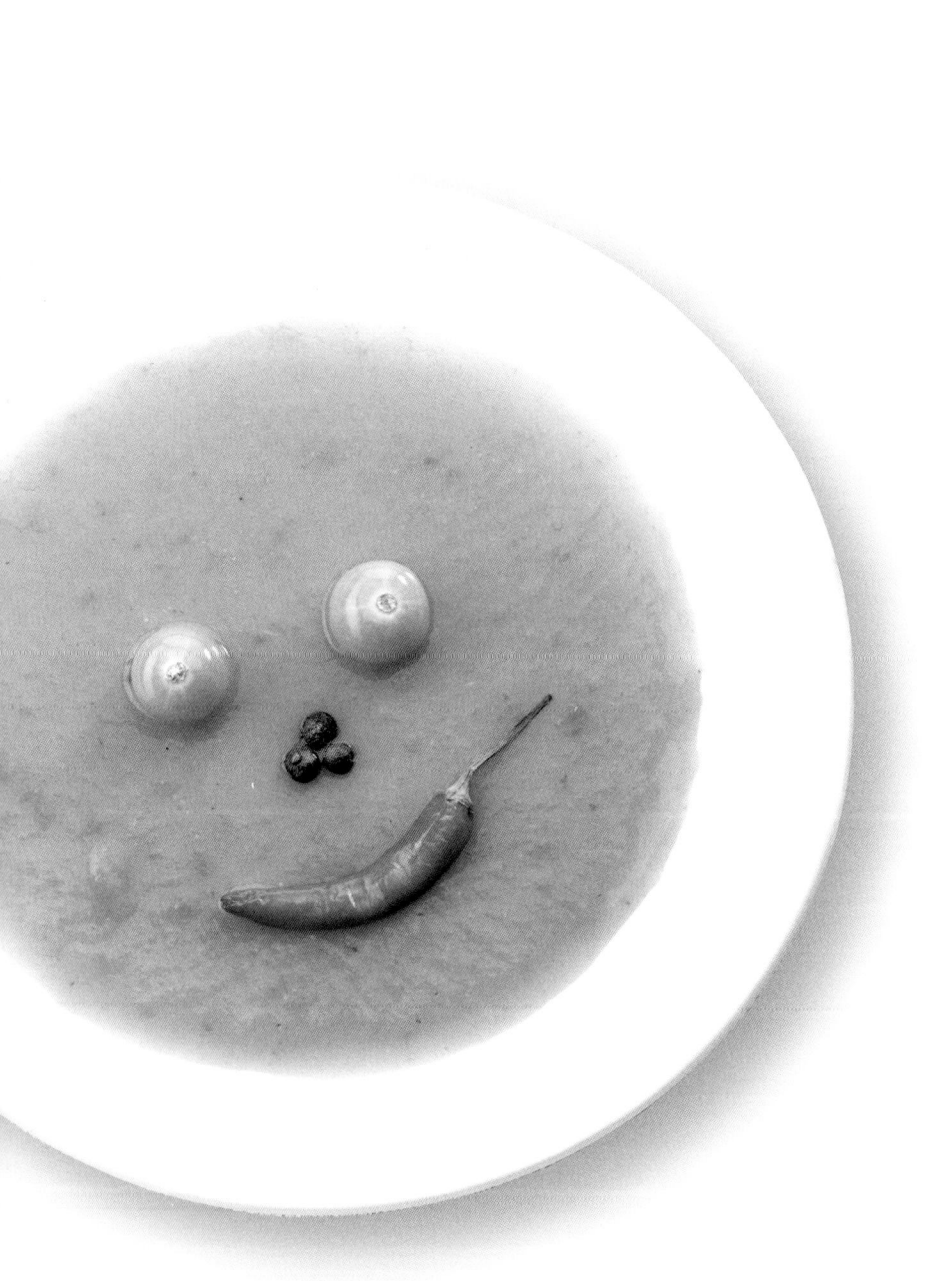

Maike Ehrlichmann

Einfach ehrlich essen

Warum wir uns auf unseren Appetit verlassen sollten

S. Hirzel Verlag

Bibliografische Information der Deutschen Nationalbibliothek
Die Deutsche Nationalbibliothek verzeichnet diese Publikation in der Deutschen Nationalbibliografie; detaillierte bibliografische Daten sind im Internet unter https://portal.dnb.de abrufbar.

ISBN 978-3-7776-2662-8 (Print)
ISBN 978-3-7776-2685-7 (E-Book, PDF)
ISBN 978-3-7776-2686-4 (E-Book, ePUB)

© 2017 S. Hirzel Verlag
Birkenwaldstraße 44, 70191 Stuttgart
Printed in Germany

Einbandgestaltung: deblik, Berlin unter Verwendung eines Fotos von Mara Zemgaliete/fotolia
Satz: abavo GmbH, Buchloe
Druck und Bindung: medialis Offsetdruck GmbH, Berlin

www.hirzel.de

Inhalt

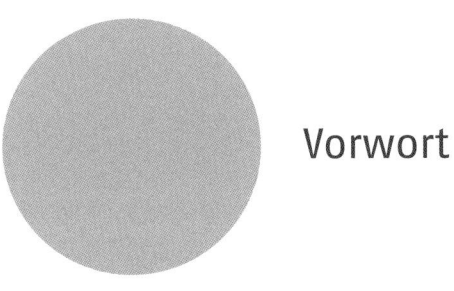

Vorwort

Dies ist kein Buch für die, die nachlesen wollen, was sie essen sollen.

Es ist aber auch kein Buch für jene, denen es egal ist, was sie essen.

Es ist ein Buch für alle, die einfach genug haben von immer neuen, oft widersprüchlichen Ratschlägen und all der Verwirrung rund ums Essen.

Es ist ein Buch für alle, die sich nicht mehr vorschreiben lassen wollen, was sie essen sollen.

Es ist ein Buch für die, die jetzt lernen wollen, ihren eigenen Weg zu gehen und ihrem eigenen Appetit wieder zu vertrauen.

Ich glaube fest daran: Selbstbestimmt essen ist die Zukunft. Seit gut 15 Jahren arbeite ich in der Ernährungsberatung und -kommunikation. Nach meinem Studium habe ich ganz simpel mit Kochkursen für die Krankenkasse angefangen und bin über lange Jahre der klassischen Beratung zu meiner eigenen Methode gekommen. Es ging nicht anders. Da ich neben der Arbeit mit den Menschen, die wissen wollten, was gut für sie ist, kontinuierlich für meine Arbeit im Journalismus die aktuelle Forschung rund um die Ernährung verfolgt habe, beobachte ich schon lange ein Dilemma: Die Wissenschaft hat die Esstipps und herkömmlichen Empfehlungen und Strategien der Beratung längst widerlegt, und trotzdem werden sie verbreitet wie nie zuvor.

Das Buch erläutert auch die Hintergründe der Ehrlich Essen Methode und es bietet wertvollen Einblick in und Perspektiven aus 15 Jahren Erfahrung in der direkten Ernährungsberatung, der Begegnung mit über tausend Esswelten sowie der wissenschaftlichen Recherche für den Bestsellerautor Hans Ulrich Grimm.

Die Methode führt zurück zum ehrlichen Appetit und dem ungestörten System von Hunger und Sättigung, auf das wir uns blind verlassen können. Das ist der individuellste Ess-Coach und den können nur wir selbst finden. Der Wegweiser von innen zum guten Essen. Für alle, die sich nicht in einer akut bedrohlichen Krankheitssituation befinden, welche umgehend einer

Änderung der Nährstoffzufuhr bedarf, ist das selbstbestimmte Essen der sicherste und dauerhafteste Weg, sich gesund zu ernähren. Zur Sicherheit sollte jeder, der krank ist und üben möchte, sich auf sein Appetitsystem zu verlassen, das vorerst mit seinem Arzt abklären.

Meine Trainingsmethode funktioniert für jeden. Doch nicht jeder braucht sie. Denn eigentlich können wir das ganz gut allein, nach unseren körpereigenen Bedürfnissen essen. Viele Menschen sind aber durch Ablenkung und Verwirrung, durch Esstrends und Ratschläge, durch Stress oder Hektik, Chemie im Essen oder schräge Gewohnheiten vom Weg abgedriftet und kommen allein nicht wieder „auf Spur". Diese Menschen können mit der richtigen Anleitung wieder zurückfinden.

Selbstbestimmtes Essen ist der sicherste Weg, sich gesund zu ernähren.

Dieses Buch ist keine Anleitung, um Schritt für Schritt den ehrlichen Appetit zu aktivieren. Es ist die Vorabversion voller Hintergründe. In meinen Beratungen sehe ich: Nach all den Millionen Versprechungen zum richtigen Essen müssen die Menschen erst einmal verstehen, was schiefgelaufen ist bei der Empfehlerei und wie faszinierend das Essen ohne sie funktioniert.

Das Buch bietet aber umfassende Möglichkeiten, sich selbst und das eigene Essen zu reflektieren, um dann notwendige Konsequenzen zu ziehen.

Ich versuche deutlich werden zu lassen, woher meine Informationen stammen. Die Aussagen aus der Wissenschaft sind hierbei nie als Beweise zu verstehen, sondern als Hinweise. Nichts von alledem ist hundertprozentig belegt. Ich glaube inzwischen auch nicht mehr daran, dass ein schlussendlicher Beweis für die eine gesunde Ernährung möglich ist.

Ich nutze die wissenschaftlichen Erkenntnisse der Kollegen aus der Medizin, den Gesundheitswissenschaften, der Psychologie und der Ernährung, um Hinweise für das aufzuzeigen, was so naheliegt: Wir können das eigentlich allein, das mit dem ehrlichen Essen. Und indem wir lernen, auf die körpereigenen Signale zu hören, werden wir uns von ganz allein Stück für Stück unserem echten Energiebedarf annähern sowie Lebensmittel von besserer Qualität auswählen.

Das Buch gibt keine Regeln, was richtig ist und was falsch. Es beschreibt einfach eine völlig neue Sicht auf unser Essen.

Es möchte anstoßen zum eigenen Denken und das Rüstzeug dafür geben, Perspektiven und Einblicke teilen, entspannte, eigene Entscheidungen anstoßen. Das sind auf lange Sicht die besten!

● 5 Gründe, warum Essregeln nicht gesund sind

→ Nachdenken über Essregeln stört die ehrliche Appetitmeldung.

→ Bisherige Empfehlungen sind nicht ausreichend wissenschaftlich belegt.

→ Unser Bedarf ist individueller als alle Ernährungsempfehlungen.

→ Nährstoffe arbeiten in Wechselwirkung miteinander, die konnte noch kein Mensch berechnen.

→ Wer regelmäßig seinen Hunger, den Appetit, die Sättigung überhört, stört auf lange Sicht die Wirksamkeit dieser körpereigenen Signale und verliert den Kontakt zum Ess-Coach von innen.

● 5 Gründe, selbstbestimmt zu essen

→ Selbst bestimmen macht gesund und zufrieden.

→ Den körpereigenen Signalen folgen macht erwiesenermaßen schlank.

→ Erst wenn wir uns alles Essen erlauben, können wir individuell entscheiden, was wirklich guttut.

→ Perfekter als die in uns entwickelte Selbstregulation des Körpers kann uns niemand leiten.

→ Selbstbestimmt Essen ist absolut stressfrei, der positivste, entspannteste Umgang mit dem Essen.

1 Gesundheit

Essregeln, die regelrecht krank machen

Wir wissen immer mehr über gesundes Essen. Kein Wunder: Man kann heute ja kaum noch Toilettenpapier kaufen gehen, ohne einen Ernährungstipp zu bekommen. Aber nicht nur Drogeriemärkte und Bioläden bombardieren uns mit Fachwissen. Oft fängt es schon beim Frühstück an. Wie gesund Haferporridge ist, steht jetzt auch auf der Haferbrei-Packung von ALDI. Fast jede Tageszeitung bringt irgendwo einen Ratschlag zum Essen. Auf dem Weg zur Arbeit laufen Ernährungsinfos für das Immunsystem auf der Leinwand der U-Bahn-Station. Auch beim Öffnen der E-Mails kann es einen überkommen. Freemail-Provider wie gmx.de und web.de werfen Fragen auf wie: „Wann soll ich essen?" Wer kurz die Nachrichten bei *SPIEGEL online* checkt, scrollt nicht lange, bis er bei der Ernährung landet. Dass zuckerreiche Getränke das Problem sind, liest man da in der Überschrift zum Artikel über Diabetes bei Kindern. Darunter eine Anzeige der Barmer GEK mit Link zu einem Film über vegane Shootingstars. Wer dem folgt, bekommt von Attila Hildmann unter anderem erzählt, wie toll sich alles normale Essen durch die jeweils vegane Variante ersetzen lässt. Und es wird uns dazu geraten.

1,1 Millionen Kochbücher hat Attila Hildmann in den letzten Jahren verkauft. Aus der Welt der Essregeln und Ernährungstipps sind gigantische Branchen entstanden: Bücher, Zeitschriften, Online-Pläne und Kurse, Personal Trainer.

Und hilft uns das? Leider nein. Genaugenommen im Gegenteil. Die Menschen werden immer dicker. Rund 67 Prozent der Männer und 53 Prozent der Frauen waren 2012 übergewichtig oder schwerst übergewichtig, also adipös. In den letzten 20 Jahren stieg die Zahl der Adipösen um knapp 40 Prozent an. Und es leiden immer mehr Menschen an Krankheiten, welche zumindest teilweise auf die Ernährung zurückzuführen sind. Eine totale Entgleisung der Stoffwechselfunktionen kann die Folge von falschem Essen sein. Dann spinnen die Blutzuckerwerte, es werden übermäßige Fettreserven angelegt, besonders im Bauchraum, die Leber bekommt ihr Fett weg, der Blutdruck steigt, die Blutgefäße rund ums Herz leiden und eines der Symptome bedingt das andere mit. Je nach zugrunde liegender Definition schätzte man 2009, dass 20 bis 30 Prozent der Deutschen an diesem sogenannten Metabolischen Syndrom leiden. Etwa 20 Prozent der Stoffwechselgestörten sind Kinder und Jugendliche.

Nehmen wir das Beispiel der Zuckerkrankheit, eine Seite des Syndroms, das massiv durch Überessen und Fehlernährung beeinflusst ist: Vor 20 Jahren gab es in Deutschland etwa 2,7 Millionen Diabetiker, 2004 waren es 3,4 Millionen, für 2014 wurde die Zahl auf 6 Millionen Diabetesfälle geschätzt. Oder die jetzt in die Diskussion gekommene nichtalkoholische Fettleber, an der inzwischen geschätzte 30 Prozent der Bevölkerung leiden. Dies ist eine Verfettung der Leber, die maßgeblich mitbestimmt ist durch zu viel Essen, vor allem ein Übermaß an Zucker, und damit an provozierter Insulinresistenz. Parallel zu den Problemen wächst nun aber die Information: Essempfehlungen gibt es im Supermarkt wie in der U-Bahn, kein Lifestyle Magazin ohne Diättipps, immer mehr Kochsendungen im Fernsehen, auf dem Buchmarkt wuchsen die Einnahmen aus der Abteilung gesunde, schlanke Küche um knapp 47 Prozent allein im Jahr 2013. Auch die ausgestrahlte Fernsehzeit rund ums Abnehmen stieg deutlich.

Obwohl es also mehr als genug Ratschläge gibt, machen wir anscheinend immer weniger richtig. Oder vielleicht weil es so viele Ratschläge gibt? Bei fast 22 Prozent der Kinder und Jugendlichen zwischen 11 und 17 Jahren sind Hinweise auf ein gestörtes Essverhalten vorhanden, sagt die Bundeszentrale für gesundheitliche Aufklärung (BzgA), die staatlich verantwortliche Auskunftgeberin für Essstörungen, in ihrer Broschüre. Fast ein Viertel der jungen Leute kann also nicht mehr unbeschwert mit dem Essen umgehen. Das hat auch mit dem Diätwahn unserer Gesellschaft zu tun, schreibt die Bundeszentrale. Laut de.statistica.com sind allein die Fälle von Magersucht in Deutschland von 2000 auf 2014 um 57 Prozent angestiegen.

Wer sich heute „richtig" oder „gut" ernähren möchte, erstickt geradezu in dieser Flut ständig wechselnder und oft ganz schön widersprüchlicher Ratschläge. Vom Veganismus zur fleischreichen Steinzeiternährung, vom grünen Smoothie zur Knochenbrühe „to go" aus New York. Die Empfehlungen könnten widersprüchlicher nicht sein. Und doch versprechen sie alle das Gleiche: Dies ist der Weg zu Gesundheit, Schönheit, Schlanksein.

Auch in meiner Beratung kann ich ganz deutlich sehen, dass mehr Wissen den Menschen kein bisschen weiterhilft. Also Wissen über das Essen, die Inhaltstoffe und ihre Wirkungen. All die Informationen darüber, wovon man angeblich wie viel essen sollte. Seit 15 Jahren berate ich, seit etwa fünf Jahren verbringe ich die erste Stunde intensiv damit, Vor- und Halbwissen zu sortieren. Die meisten Menschen, die zur Ernährungsberatung kommen, sind ja unzufrieden mit ihrer Fitness, ihrem Gewicht oder leiden an irgendwelchen Stoffwechselerkrankungen und deren Folgen wie Diabetes, Leberproblemen oder vielleicht Herz-Kreislauf-Erkrankungen. Früher kamen die Menschen zur Beratung, sobald sie etwas ändern wollten oder mussten. Heute haben sie zu diesem Zeitpunkt schon alles Mögliche ausprobiert, bevor sie in der Beratung landen. Ist ja ganz einfach: Symptom eingeben + Ernährung, enter = losgoogeln. Aus ihren Recherchen bringen sie dann meist massenhaft Fragen mit: „Womit nehme ich schneller ab: Eiweißshakes oder vegan essen?", „muss ich bei ‚Schlank im Schlaf' morgens Nutellabrötchen essen?", „ist lowcarb nicht viel zu fettig?", „darf ich bei der Steinzeitdiät Sojamilch trinken?", „was, wenn ich keinen Brokkoli vertrage?", „verursacht Gluten Schilddrüsenunterfunktion?" Fragen, die sich vor zehn Jahren niemand gestellt hätte. Also klamüsern wir vorab alles Wissen ganz langsam auseinander. Dann erst kann ich mit ihnen am guten Essen arbeiten.

Ein typischer Fall in meinem Coaching war Jan. Ihn haben diese ständigen Essneuigkeiten so überwältigt, dass er mich als Spezialistin für Esstrend-Entwirrung aufgesucht hat und in mein Coaching kam. Ein bisschen abnehmen wollte er schon, aber eben vor allem nicht mehr mit diesem ständigen Hickhack und all den Widersprüchen in seinem Kopf leben. Er konnte einfach nicht mehr normal essen. Vor fünf Jahren hatte der junge Mann gut zehn Kilogramm mit Fettverzicht abgenommen. Jetzt aber dreht sich alles um die bösen Kohlehydrate. Also ließ er Brot, Nudeln und Reis weg. Nur ans Fett traut er sich immer noch nicht. Er versuchte sich zuletzt an der Paläo-Diät. Paläo wie Paläolithikum, also Steinzeit. Das ist eine Ernährungsform, die sich an den Nahrungsmitteln der Jäger und Sammler orientiert und daher quasi alle Getreideprodukte, Kartoffeln und Milchprodukte weglässt. Jan litt, denn all die Nüsse und Avocados, die man da essen sollte, machten ihm richtiggehend Angst. Fett ist schlecht, Fett macht dick, das steckte einfach zu tief. Seine App verfolgte das Ganze auch kritisch, die ist nämlich nicht Paläo. Die zählt Kalorienaufnahme und rechnet sie gegen den -verbrauch, und da kam Jan mit den Fettbomben ständig in den roten Bereich. Okay, dann eben Eiweiß und Gemüse. Quark, Fleisch und Fisch. Ach nein, Quark geht nicht. Paläo-Diät sagt, Milch macht dick. Bald wurde ihm schon schlecht, wenn er gebratenes Fleisch nur gerochen hat. Seine Freundin fand das alles langsam ziemlich anstrengend. Die beiden hatten nicht mehr viel Freude am gemeinsamen Essen.

Um Druck rauszunehmen, schwenkte Jan vom Abnehmen in Richtung Gesundheit und orientierte sich um auf Superfoods. Letztlich sollen die ja auch schlank machen, zumindest klingt das in den angesagten Ratgebern immer so. Als angehender Ingenieur gefällt ihm der funktionelle Gedanke. Ein paar Löffel Aroniabeeren, eine Prise getrockneter Grünkohl, einige Teelöffel Chiasamen und schon hat man seine tägliche Dosis Intensivgesundheit beisammen und der Stoffwechsel wird angekurbelt. Dumm nur: Auch die Superfoods wechseln ständig. Eben noch Cranberry, dann ist es die Acai-Beere, auf einmal aber sind Gojibeeren noch gesünder. Weizengraspulver war vorgestern und wird jetzt schon verramscht. Ist Grünkohl besser für den grünen Smoothie oder Spinatpulver? Und zu allem Überfluss sagt Stiftung Warentest jetzt auch noch, dass Chia und Konsorten pestizidbelastet sind. Jan kam da nicht mehr hinterher. Sein Berufswissen basierte auf technischen Prinzipien und naturwissenschaftlichen Grundlagen. Es gibt richtig und falsch, Gesetze, die gelten, und Fakten, die eindeutig sind. Wie kann es sein, dass sich die Dinge in puncto Essen ständig widersprechen? Auf jeden Fall kann es so nicht weitergehen, meinte Jan in unserem ersten Gespräch und bat mich jetzt um Richtigstellung: Was soll man wirklich essen?

Ähnlich kritisch und wie ich finde sehr treffend fragt die Ernährungsrubrik auf *zeit.de*: „Was kann man heute noch essen?" Vor den Artikeln im Header zeigen sie schon das wesentliche Problem der Berichterstattung über das Essen: „Rotes Fleisch, jetzt krebserregend? Zucker, der Teufel? Süßstoff, auch nicht besser? Ständig erreichen uns neue Hiobsbotschaften aus der

Wissenschaft verwirrt uns, wenn wir ständig widersprüchliche Argumente vorgesetzt bekommen.

Ernährungsforschung." „Was darf ich noch essen?" fragt die Redaktion in einem Artikel, der Ernährung mit Religion vergleicht. Dass Selbstoptimierung Pflicht sei heutzutage, sagen sie da, und Askese von vielen als soziales Ideal anerkannt werde.

Anerkannt? Das klingt, als ob man eine Wahl hätte. Askese kann aber auch zum Zwang werden, und dann ist es keine freie Entscheidung mehr, ob ich mich ein bisschen gesünder ernähren will oder nicht. Orthorexie heißt das verbissene Streben danach, sich gesund zu ernähren. Seit etwa 2004 versuchen Forscher herauszufinden, warum Menschen so einen Gesundheitszwang entwickeln und wie viele Betroffene es gibt. Noch sind es wenige Studien, doch das Thema ist absolut im Kommen. Kein Wunder – so wie der Ernährungswahn auf der Straße zunimmt, fragen sich viele: Ist *das* eigentlich noch gesund? *Gesund, gesünder, Orthorexia nervosa* heißt das erste Buch in deutscher Sprache, das sich ausgiebig mit dem überkorrekten Essen beschäftigt. Veröffentlicht 2015, von Christoph Klotter, Professor für Ernährungspsychologie und Gesundheitsförderung an der Hochschule Fulda, Julia Depa und Svenja Humme.

Ich wollte von Julia Depa wissen, was sie über den Gesundheitszwang denkt. Sie forschte zum „übergesunden" Essen für ihre Masterarbeit im Fach Public Health Nutrition (etwa: Gesundheitswissenschaften mit dem Schwerpunkt Ernährung) in Fulda und kennt sich aus mit Definition und Messmethoden zu diesem neuen Phänomen. Die derzeitige Doktorandin hat 142 Psychotherapeuten nach ihren Erfahrungen mit den sogenannten Orthorektikern befragt. Ergebnis: Die Therapeuten kannten den Begriff „Orthorexie" zwar noch nicht, aber über die Hälfte der Befragten kannte solche Menschen aus ihrer täglichen Therapie-Arbeit.

Die Zwanghaftigkeit beschreibt Julia Depa so: „Es ist nie genug, es wird immer extremer. Es ist zwanghaft, eine Besessenheit, eine Überbeschäftigung mit allem rund ums Essen, auch Kochen, Einkaufen. Das gesunde Essen bekommt immer größeren Platz im Alltag." Das Typische an der Orthorexie sei dann die Denkweise: „Gesunde vs. ungesunde Lebensmittel.

Selbstoptimierung ist Pflicht heutzutage und Askese ein Ideal.

Rigidität und Schwarzweißdenken sind typisch orthorektisch und ein ausgeprägter Perfektionismus, dieser Wunsch, immer gesünder zu werden."

Diese Strenge hat schon etwas Fanatisches und der Entdecker der Orthorexia nervosa höchstpersönlich verglich diese Form des Essens mit Religion: Dr. Steve Bratman, der die Krankheit 1997 als erster beschrieb, war zuvor selbst betroffen und sagte über Orthorektiker angeblich: „Jemand, der den ganzen Tag damit verbringt, nur Tofu und Quinoa-Kekse zu essen, kann sich so heilig fühlen wie jemand, der sein ganzes Leben der Unterstützung der Obdachlosen gewidmet hat."

„Was aber sind die Folgen der Orthorexie?", wollte ich wissen.

Julia Depa: „Eine Folge ist schon dieser immer größere Platz im Alltag. Betroffene büßen einen Teil ihrer Lebensqualität ein. Sie haben irgendwann keine anderen Interessen mehr. Der Genuss des Essens rückt in den Hintergrund. Orthorexia führt zur sozialen Isolation, die Betroffenen büßen Kontakte ein. Man trifft sich nicht mehr zum gemeinsamen Essen, weil sich die anderen nicht richtig ernähren. Anders herum: Die anderen ziehen sich zurück, denn orthorektische Menschen wollen belehren, und das geht auf die Nerven. Ein anderes Problem ist, dass die Betroffenen immer mehr Lebensmittel ausschließen, die sie nicht mehr essen, und das führt zu Gewichtsverlust und Mangelernährung."

„Werden die Essschwüre jedoch gebrochen und erliegen sie dem Verlangen nach einem ‚verbotenem' Essen, fühlen sie sich schuldig und schändlich', habe ich einmal über die Orthorexia gelesen. Das geht doch anderen Menschen ganz genauso. Bestimmt 80 Prozent der Menschen in meinen Ess-Coachings beschreiben das aus ihren ganz normalen Diäterlebnissen. Frage: „Was ist der Unterschied zu Menschen, die einfach immer wieder Diäten machen?"

Julia Depa: „Der Unterschied ist das Extreme, die Besessenheit, der Zwang und dass Ernährung einen zu hohen Stellenwert im Leben bekommt. Wo genau die Grenze liegt zwischen Diät und Zwang, ist schwer zu sagen. Es ist schon eine Art Diät in einer extremen Form. Bei der Orthorexie liegt aber der Fokus auf Gesundheit, sagt man. Wobei der Wunsch nach Schlankheit und Gesundheit ja ganz nah beieinander liegen."

„Ganz viele Diäten aneinandergebastelt ergeben zusammen also eine Orthorexie?"

Julia Depa: „Ja, das könnte man vielleicht so sagen. Sie suchen nach der immer besseren Ernährung, immer besseren Diät. Diäten an sich sind nicht krankhaft, sondern die Kombination aus Mensch und Umwelt. Da gibt es vielleicht jemanden, der ist besonders perfektionistisch veranlagt und ein ängstlicher Typ. Das in Kombination mit dem Streben nach gesunder Ernährung in einer Gesellschaft, in der genau dies einen hohen Stellenwert hat, kann zu Orthorexia führen."

„In Ihrem Buch werfen Sie gemeinsam mit ihren Koautoren einen Blick auf die Verwissenschaftlichung des Essens. Was ist das und was hat sie mit der Orthorexie zu tun?"

Julia Depa: „Na ja, seit mehreren Jahrzehnten lässt sich beobachten, dass Wissenschaft für das Alltagshandeln immer mehr Bedeutung gewinnt. Es gibt viele wissenschaftliche Ratschläge für das richtige Verhalten, richtiges Schlafen, Bewegen, richtiges Essen. Dadurch haben die Menschen das Vertrauen in sich selbst verloren, das Bauchgefühl. Rationalität ist das Nonplusultra. Es gibt für alles einen Experten und die Menschen wollen das auch im Essen haben. Es ist unser typischer Zeitgeist: Perfektionismus – man sucht sich also den Experten."

In meiner Arbeit beobachte ich immer wieder, dass die Menschen genau in dem Moment gesündere Essentscheidungen treffen, wenn sie aufhören, so viel über das Essen nachzudenken. Interessanterweise nehmen viele Übergewichtige erst dann dauerhaft ab, wenn sie sich nicht mehr in diese Gedanken versteifen. Ich frage Julia Depa, woran das liegen könnte, und sie findet, dass wir auch mehr Gelassenheit brauchen. Wenn man ständig nach dem Ungesunden suche, sei das zu demotivierend. Gelassen könne man bessere Entscheidungen treffen, so die Gesundheitswissenschaftlerin. Wichtig sei auch, dass man sich selbst mehr vertraut. Es gehe nicht nur ums Essverhalten, das habe auch auf andere Lebensbereiche Einfluss. Das Essverhalten sei ja nur ein Symptom. Menschen, die zu streng mit sich im Essen sind, tragen diese Striktheit oft als Charakterzug in sich. Gegen den Perfektionismus brauche man eine positive Grundeinstellung. Fixiertes Nachdenken dagegen könne die inneren Signale für Hunger und Sättigung sogar stören. Man kann das normale Essen so quasi verlernen.

Die Unschärfe der Ernährungsempfehlungen

Gesund essen heißt, den Körper mit dem zu versorgen, was er braucht. Und was er braucht, das konnte ich in meinem Studium aus schönen, überschaubaren Tabellen ablesen. Wenig auf dieser Welt wirkt so eindeutig und vertrauenserweckend wie eine Nährwerttabelle. Für jedes Vitamin, jeden Nährstoff gibt es eine listenartige Übersicht, die exakt zeigt, wie viel Milligramm oder Mikrogramm oder Pikogramm in welchem Lebensalter notwendig ist. Schwangere und Stillende tauchen immer als Extragruppe auf.

Daraus kann man dann mittels Software den scheinbar optimalen Speiseplan für jeden zusammenstellen. Diese Listen gibt es immer noch, in Deutschland werden sie in amtlich anerkannter Form herausgegeben, als DACH-Referenzwerte von den Gesellschaften für Ernährung Deutschland (DGE), Österreich (ÖGE) und der Schweiz (SGE) gemeinsam.

Aber die Zeiten ändern sich und so auch die Empfehlungen. Das ist nicht immer ganz klar nachzuvollziehen, wie zum Beispiel die Eiweißvorgaben, die in den letzten 50 Jahren immer wieder schwankten. Oder das Fett. Vor 2000 hieß es, dass nur 25–30 Prozent der Gesamtenergie aus dem täglichen Fett stammen sollten. Seit 2000 ist das auf 30 Prozent erhöht. In der Ausgabe von 2015 gibt es dann eine Fußnote, nach der Jugendliche und Erwachsene mit erhöhter körperlicher Aktivität sogar mehr Fett aufnehmen dürfen, bis zu 35 Prozent des Tagesbedarfs an Energie. Das wäre etwa ein Esslöffel Butter mehr und dafür eine kleine Hand voll gekochter Nudeln weniger. So gibt es also eine Erhöhung um mindestens fünf Prozent in den letzten 15 Jahren. Für viele mehr, denn eine körperliche Aktivität auf dem Level 1,7 entspricht einer überwiegend sitzenden Tätigkeit mit zusätzlichen stehenden, gehenden Tätigkeiten. Da sortiert man Laboranten ein, Studenten oder Kraftfahrer. Jeder Kellner, Handwerker oder Hausmann liegt bereits darüber.

Die Gründe dafür sind nicht klar nachvollziehbar. 2016 forderte die Petition einer Ernährungstherapeutin unter dem Titel „Jeder braucht die Ernährung, die genau zu ihm passt" dazu auf, die von der Deutschen Gesellschaft für Ernährung entwickelten Empfehlungen zu ändern. Die Diskussion um individuellere Empfehlungen brachte es bis ins *Deutsche Ärzteblatt*. Die Ernährungsgesellschaft will ihre Essregeln noch 2017 überarbeiten. Es könnte eine kleine Revolution geben. Vor allem die vorgegeben Mengen von Fett, Eiweiß und Kohlehydraten seien, für alle Menschen generalisiert, nicht haltbar. Und damit sind wir in Deutschland nicht allein: In den USA fordern Initiativen, dass der Kongress eine Million Dollar zu Verfügung stellt, um den Entstehungsprozess der dortigen staatlichen Ernährungsempfehlungen kritisch zu hinterfragen. Auch kanadische Ärzte und Therapeuten verlangen von ihrer Gesundheitsbehörde, die etablierten Empfehlungen abzuändern.

Ein anderes Beispiel, wie sich die Dinge in der Empfehlungswelt entwickeln, ist die heiß debattierte Vorgabe für Vitamin D. Seit 2012 die zu empfehlenden Zufuhrwerte von der Deutschen Gesellschaft für Ernährung erhöht wurden – auf das Vierfache, von fünf auf 20 Mikrogramm –, schafft das quasi niemand mehr ohne Vitaminpräparate. In meinem Studium hieß es noch, dass 30 Minuten Aufenthalt unter freiem Himmel mit unbedeckten Unterarmen selbst bei bewölktem Wetter ausreichen, um die Vitamin-D-Versorgung über die Haut zu sichern. Warum das plötzlich nicht mehr reicht, bleibt ein wenig unklar. Wie viel denn genau genug Sonne ist, wird nirgends mehr klar definiert. Interessant auch: Seit Jahrzehnten wurde von Vitamin-D-haltigem Essen abgeraten, von fettem Fisch, Käse, Sahne, Butter – und die haben bis zu viermal mehr zu bieten als ihre fettarmen Alternativen. Vitamin-D-Mangel als Folgeerscheinung des Fettarm-Trends?

Die Ernährungsgesellschaften bieten jetzt jedenfalls als Lösung an, Vitamin-D-Tabletten zu nehmen. Für Säuglinge auf jeden Fall, für andere Menschen, wenn sie nicht genug Sonneneinstrahlung bekommen. Ob ich Tabletten nehmen sollte, muss ich also am besten aus meinen Blutwerten ermitteln lassen. Von einem Einnehmen vorsichtshalber raten Hormonforscher jedenfalls warnend ab. Forscher der Uni Kopenhagen fanden in einem Review, dass zu viel Vitamin D das Leben verkürzt, zumindest geht es den Dänen so. 247 574 dänische Testpersonen wurden untersucht. Ergebnis: Wer zu viel Vitamin D im Körper hatte, wies ein deutlich höheres Risiko für Herzinfarkt oder Schlaganfall auf. So oder so, es bleibt dabei: Wenn ich als Ernährungsberaterin die Ess-Protokoll-Auswertung eines Klienten mit der standardisierten heutigen High-End-Software machen würde, blinkte jetzt für Vitamin D fast immer eine Warnung vor Unterversorgung auf.

Solche Ernährungs-Software macht quasi nicht viel anderes als eine Ernährungs-App. Sie übersetzt das Essen, das gegessen wurde, in Nährstoffe und umgekehrt. So soll man kontrollieren, wie viel Nährstoffe der Körper aufgenommen hat, oder aber vorgeben, was der Mensch essen soll, um ein bestimmtes Soll zu erfüllen. Was drin steckt in der Tomate, im Vollkornbrot oder im Joghurt, das weiß die Software aus dem Bundeslebensmittelschlüssel, dem Goldstandard der Nährstoffdatenbanken. 138 Angaben pro Lebensmittel von etwa 10 000 Lebensmitteln.

Entwickelt wurde diese Art Software eher für Krankenhäuser und Kantinen. Damit man in etwa berechnen kann, ob die Mengen passen. Wunderbar auch die Kontrolle für Patienten mit speziellen Ernährungsanforderungen wie Nierenpatienten, die ihre Eiweißmenge beschränken sollen. Sie können aber keine absolut gültige Aussage über einen individuellen Bedarf machen.

Es geht immer um Durchschnittswerte. Und zwar auf beiden Seiten der Datenbank: Was braucht der Durchschnittsmensch, der 70 Kilogramm wiegt? Und was steckt in der Tomate, die er isst? Keiner weiß das so genau.

Tomate ist nicht gleich Tomate – guter Boden macht gesunde Menschen

Tomate ist nicht gleich Tomate? Doch, sagt der Bundeslebensmittelschlüssel. Edamer ist gleich Edamer und Rinderhack gleich Rinderhack. Für den Schokoladenkuchen gibt es einige Varianten zur Auswahl, nur nicht die, die Frau Schreiners Tante gestern selbst gebacken hat. Auch nicht die Pizza, die Herr Richard bei einer Geburtstagsfeier zu essen bekam. Vollkorn oder Weißmehl? Echte Tomaten oder Fertigsauce? Billiggouda oder herzgesunder Heumilchkäse? Das wird alles nicht berücksichtigt.

Der Bundeslebensmittelschlüssel bildet meist die Datengrundlage der Ernährungssoftware im deutschsprachigen Raum. Seine Analysewerte haben Mitarbeiter des Max Rubner-Instituts in Karlsruhe aus Literaturangaben gesammelt. Dazu kommen dann Nährwerte aus Analysen der Lebensmittelindustrie sowie aus internationalen Nährwerttabellen. Die Werte umfassen zuerst einmal ca. 1100 unverarbeitete Basis-Lebensmittel. Das jedoch, was die meisten Menschen essen – zusammengesetzte und verarbeitete Lebensmittel wie Paprikafrischkäse, Schokocroissant, Tomatensauce, Möhrensalat oder was in so einem Gulascheintopf steckt –, das wird nicht analysiert. Das wird berechnet, mit Algorithmen und Verlustmodellrechnungen. Dann gibt es natürlich noch die Herstellerdaten von Maggi, Mars oder Schneekoppe. Aber die müssen keine Vollständigkeit aufweisen.

Ich hatte mal eine Berechnung mit einem Leinöl, bei dem nur Kalorien und Fettmenge genannt waren, nicht einmal die wertvollen Omega-3-Fette flossen also in meine Daten ein. Manchmal dachte ich, ich könnte auch würfeln, um die Nährwerte zu ermitteln. Selbst die renommierte Harvard-Universität relativiert inzwischen den Sinn der Nährwertzählerei: „Für die Prävention chronischer Erkrankungen spielt die Qualität und die Nahrungsquelle der Nährstoffe eine größere Rolle als die Nährstoffmengen an sich. Und die aktuellste Forschung sagt, das gelte auch für das Übergewicht."

Wir alle kennen Tomaten, die besser schmecken und solche, die schlechter schmecken. Und genauso groß wie diese Differenzen sind die Schwankungen in den Nährwerten. Zwischen der faden Supermarkttomate und der frischgeernteten im Hofladen liegen Welten. Vollreife Biotomaten zum Beispiel enthalten mehr Zucker, mehr Säuren und über 50 Prozent mehr Vitamin C als die konventionellen Früchte. Hier geht es auch längst nicht mehr um Fett, Eiweiß, Kohlehydrate oder die Menge an Mineralstoffen und Vitaminen; neu dazugekommen und immer wichtiger aus der Gesundheitsperspektive sind die sekundären Pflanzenstoffe. Das sind Stoffe, die den Stoffwechsel der Pflanze dirigieren, die Pflanze schützen und auch in unserem Körper vielfache Wirkungen haben, von „antioxidativ" über „blutdrucksenkend" bis „krebshemmend". Viele dieser Stoffe bringen aromatischen Geschmack mit sich bzw. sind daran gut zu erkennen.

Je mehr Sonne die Pflanze bekam, je besser der Boden, je mehr sie sich aber auch gegen Stress, andere Pflanzen und Fraßfeinde durchsetzen musste, desto mehr solcher Schutzstoffe bildet sie aus. Laut einer britischen Untersuchung, die 343 Studien dazu ausgewertet hat, enthalten biologisch angebaute Pflanzen deutlich mehr einiger bestimmter sekundärer Pflanzenstoffe mit antioxidativer Wirkung (Antioxidantien), nämlich Polyphenole. 19 Prozent mehr Phenolsäuren wurden dort gefunden, das sind herb-zusammenziehende Geschmacksgeber zum Beispiel in Tee, Kaffee, Walnuss; 51 Prozent mehr Anthocyane, das sind blau-rote Farb-

> Immer wichtiger aus der Gesundheitsperspektive: sekundäre Pflanzenstoffe.

stoffe der Pflanze, und sogar 69 Prozent mehr Flavanone, auch sie geben oft einen leicht bitteren Geschmack, sind typisch für Zitrusfrüchte. Nicht unwichtig: Ökologisch angebaute Lebensmittel enthielten durchschnittlich fast 50 Prozent weniger Cadmium als konventionell angebaute. Cadmium ist für den Menschen giftig. Wer weiß, was da noch alles mit reinspielt und was wir noch erkennen werden.

Wahrscheinlich werden wir nie wissen, wie viel von diesen sekundären Pflanzenstoffen wir brauchen. Langsam wird es nämlich undurchschaubar. Früher war es mit den Nährstoffen noch einfacher. Bis 1941 hat man über ein halbes Jahrhundert hinweg ein Vitamin nach dem anderen entdeckt. Während wir uns bei den Vitaminen je nach Auslegung bei einer Anzahl von 12 bis 15 bewegen, stehen wir nun plötzlich Tausenden von neuen Stoffen gegenüber. Bisher wurden mehr als 6500 verschiedene sekundäre Pflanzenstoffe erkannt. Der größte Teil der sekundären Pflanzenstoffe in unserer Nahrung ist sogar noch unerforscht.

Seit 2011 sprechen die Forscher offen von einem weiteren Hindernis auf dem Weg zu einer guten Nährwertberechnung: die Synergie-Effekte. Nachdem er schrecklich enttäuscht von all den schwachen Ernährungsstudien der letzten Jahrzehnte war, entwickelte der US-amerikanische Essforscher David Jacobs von der School of Public Health in Minnesota eine neue Perspektive aufs Essen – als komplexe Kostform. So wie man jetzt immer über die mediterrane Ernährung spricht. Vor allem die widersprüchlichen oder unbedeutenden Ergebnisse der Erforschung einzelner Nährstoffe im Labor hatten ihn zu diesem Schritt bewogen. Jacobs glaubt, dass die Nahrungsinhaltsstoffe im Lebensmittel koordiniert sind, aufeinander abgestimmt, und in ihrer intakten Gesamtheit additive und synergistische Effekte entfalten.

Wir müssen Essen als komplexe Kostform betrachten.

In diesem Zusammenspiel liegt dann das wirklich gesundheitsfördernde Wirkprinzip einer pflanzenbetonten, gering verarbeiteten Kost. Wie ein Orchester spielen die Stoffe zusammen auf und bieten mehr als die Summe seiner Teile. Eisen wird besser aufgenommen, wenn gleichzeitig Vitamin C vorliegt. Eiweiß wirkt je nach Kombination unterschiedlich nährend in unserem Körper. Antioxidative Stoffe wie Bitterstoffe aus Gewürzen wirken um ein Vielfaches potenziert, wenn sie zusammen verzehrt werden. Wirkt der Orchestereffekt, gilt plötzlich nicht mehr 1 + 1 = 2, sondern vielleicht 1 + 1 = 217.

Jacobs schreibt 2014 einen Artikel mit dem Titel „Brauchen wir Nährstoffe, um über Essen zu sprechen?" und erklärt, dass der gezielte Blick auf die Nährstoffe ganz praktisch ist, wenn wir Menschen mit einem akuten Mangel behandeln wollen. Für die Gesundheit insgesamt brachte diese Forschung eher Nachteile. Der schlimmste sei die Verwirrung à la „Was soll man denn jetzt essen?"

Zurück zu den Nährwertberechnungen per Software: Was die also nicht erfasst, ist die wahre Qualität der Lebensmittel. Nicht die Schutzstoffe aus der Pflanze, aber auch nicht die Zusatzstoffe und Chemie im Essen wie Aromen, Süßstoffe, Geschmacksverstärker oder Emulgatoren – um nur einige zu nennen, die eine wichtige Rolle für beziehungsweise gegen unsere Gesundheit spielen. Sie bedenken nicht die Grundqualität, nicht die Lagerzeiten, nicht die Verarbeitung. Noch dazu kommt, dass im Bundeslebensmittelschlüssel oft Herstellerdaten verwendet werden. Da klickt man also an „2 Teelöffel Leinöl" und kann das von Schneekoppe auswählen; aber vielleicht hat Schneekoppe nur die Kalorienangaben zur Verfügung gestellt. Dann kommen überhaupt keine Angaben für zum Beispiel die guten Omega-3-Fette aus dem Leinöl mit rein. Und schon hat man eine völlig ruinierte Berechnung. Vermutlich ohne es zu bemerken.

So. Tomate ist also nicht gleich Tomate, Milch nicht gleich Milch und Leinöl nicht gleich Leinöl.

●● Mensch ist nicht gleich Mensch und jeder isst anders

Bleibt die Frage: Ist Mensch denn gleich Mensch? Müssen alle Menschen, die zum Beispiel 75 Kilogramm wiegen, das gleiche essen, damit es Ihnen gut geht? So sieht es aus, wenn man in diese berühmten Listen aus der Ernährungsberatung schaut oder in der Ess-App nachrechnen lässt. Da stehen Zahlen schwarz auf weiß und bis auf die dritte Stelle hinterm Komma exakt. Genauso habe ich das gelernt, als ich vor 15 Jahren studierte. Unumstößlich,

Nährwertvorgaben waren in die Lehrbücher eingemeißelt, in keiner Vorlesung hinterfragt.

Berechnet wird der Nährstoffbedarf in der Regel aus Tierversuchen. Mit wie wenig Vitamin überlebt das Tier? Dann rechnet man den Wert auf den Menschen um und legt noch einmal einen Sicherheitsfaktor drauf. Die Werte verändern sich manchmal noch nach Lebenslage, also „heranwachsend", „schwanger" oder „in der Menopause", für Senioren gibt es oft abweichende Werte.

Seriöserweise müsste man für einen individuellen Nährwertbedarf mindestens Folgendes miteinberechnen:

→ Stresslevel
→ weiterer Hormonstatus, etwa Zyklus der Frau
→ Bewegungslevel, körperliche Aktivität
→ Intensität der geistigen Leistung
→ Leberstatus
→ Verdauungsfunktionen
→ aktueller Zustand der Darmflora

Je mehr die Forschung erkennt, desto individueller scheinen Nährstoffbedarf und -verwertung zu sein. Jeder verbraucht die Kalorien ein bisschen unterschiedlich, nimmt das Calcium besser oder schlechter auf, und selbst an der extrem beliebten Theorie des blutzuckerfreundlichen Essens mit niedrigem glykämischen Index wird gerüttelt. Dieser Index wurde für die verschiedenen Lebensmittel festgelegt und besagt, wie stark sie den Zuckerspiegel im Blut ansteigen lassen und damit auch, wie stark sie auf das Dickmacherhormon Insulin wirken. Dieses Maß ist zum Beispiel Grundlage für die berühmte „Schlank im Schlaf"-Diät und ähnliche Kohlehydratsparmaßnahmen. Letztes Jahr stellten israelische Forscher fest, dass der Blutzuckeranstieg höchst individuell ist – manch einer reagiert auf Sushi stärker als auf Eiscreme. Kurz berichtete die *ZEIT* davon. Dann war es wieder still. GLYX-Diät und lowcarb verkaufen sich weiter.

Ein Lebensmittel mit niedrigem glykämischem Index lässt den Blutzucker gering bzw. langsam ansteigen – ein hoher Wert zeigt, dass der Blutzucker schnell und steil ansteigt. Glukose hat einen glykämischen Index von 100, Kellogg's Cornflakes sogar noch mehr. Erdnüsse und Hülsenfrüchte liegen so etwa bei 30–40. Das allein sind schon irre Werte, weil sie natürlich von Zubereitung zu Zubereitung erheblich schwanken – rohe Karotten – geriebene rohe Karotten – gekochte Karotten. Frisch gekochte Spaghetti, al dente oder nicht? Und wenn sie abgekühlt sind für den Spaghettisalat, wirken sie wieder viel schwächer. Wenn wir ganz ehrlich sind, kann kein Mensch valide diesen Blutzuckeranstieg vorhersagen.

Die Studienergebnisse der israelischen Forscher zum glykämischen Index zeigten ein totales Chaos: Jeder Proband reagierte anders, völlig unvorhersehbare Kurvenverläufe, einer reagierte etwa auf Bananen viel stärker als auf Kekse, ein anderer auf Sushi mehr als auf Eiscreme. Bei manchen provozierte eine zuckerreiche Mahlzeit kaum einen Ausschlag des Blutzuckers, dafür aber Weißbrot umso mehr. Also alles komplett gegen die Erwartungen. Immerhin 46 000 Mahlzeiten hat das Team der Abteilung für Computerwissenschaften und angewandte Mathematik an verschiedenen Personen durchgetestet. Auch bei ein und derselben Person gab es ganz unerwartete Reaktionen, je nachdem, ob zum Beispiel vor dem Essen Sport gemacht wurde oder geschlafen. Das ist so ein Moment, wo wir in Demut den Hut ziehen könnten und sagen: „Große Natur, Du unendliches, unfassbares Wunder, wir haben verstanden!" Vielleicht müssen wir einsehen, dass wir die komplexen Wechselwirkungen zwischen Mensch und Lebensmittel gar nicht komplett verstehen können.

Dass amtliche Vorgaben einmal so erschüttert werden könnten, hätte ich mir in meinem Studium der Ökotrophologie nie träumen lassen. Personalisierte Ernährung, darum ging es in der Studie. Aber wie wollen wir das für Jeden und jedes Lebensmittel berechnen? Und in jeder Lebenssituation?

Im Jahr 2011 nahm ich nach etlichen Jahren Ernährungsberatung ein zweites Studium in Angriff und erweiterte da meinen akademischen Blick auf die Ernährungsempfehlungen dramatisch. Inzwischen hatte sich das Fach der Epidemiologie in der Ernährung herausgebildet. Plötzlich beobachtete man keine Ratten mehr im Labor, sondern echte Menschen und echtes Essen! Die wohl berühmteste Untersuchung bisher ist die sogenann-

> **Bei manchen Menschen lässt Sushi den Blutzucker stärker steigen als Eiscreme.**

te Nurses Health Study. Seit über 30 Jahren werden insgesamt bisher etwa 230 000 amerikanische Krankenschwestern alle zwei Jahre zu verschiedenen Gesundheitsthemen befragt, 60 000 Blutproben wurden bisher genommen. Hier bekommt man natürlich schon aus der Masse der Teilnehmer aussagekräftigere Ergebnisse. Zu den untersuchten Ernährungsfragen gehörte zum Beispiel der Schutz vor Schlaganfall durch Blattgemüse oder ein geringer Schutz vor Herz-Kreislauf-Erkrankungen durch Gemüse- und Obst-Verzehr. Andererseits konnte manches Erwartete nicht bestätigt werden, etwa dass Ballaststoffe vor Darmkrebs schützen. Die ernüchternde Erkenntnis aus der bisherigen Epidemiologie: Etwa 80 Prozent der Ernährungsempfehlungen seien nicht evidenzbasiert, hieß es damals in meiner Epidemiologievorlesung. Entweder fehlte der Zusammenhang ganz oder die Studien waren nicht glaubwürdig genug.

So wie die Ratschläge, fettarm zu essen. Noch vor zehn Jahren total angesagt, jetzt total daneben. Und auch in Expertenkreisen ist man sich relativ einig: Ausreichend Beweise, dass fettarmes Essen gesund ist, gab es nie.

Es steckt also eine enormen Unschärfe in den Daten, aufgrund derer Ernährungsempfehlungen erstellt werden. Jetzt könnte man natürlich sagen, vielleicht geht es nicht genauer, das sei ja immerhin besser als nichts.

Das Problem nur: Diese Unschärfe sieht man gar nicht. Sie bleibt im Verborgenen. Was da auf ungenauen Daten basiert, könnte exakter gar nicht aussehen. In konkreten Zahlen und grafisch perfekten Darstellungen von IST-SOLL-Vergleichen werden Essempfehlungen in Ernährungsplänen und Ess-Apps aufgezeigt. Und das lieben die Leute. In der Beratung sehe ich tagtäglich: Es hat fast magische Wirkung. Liegt so ein Zettel mit Zahlen und Grafiken auf dem Tisch, sind die Menschen wie hypnotisiert. Absolut menschlich. Es schenkt Orientierung und Sicherheit.

 ## Von Kalorien, Krücken und Autos

Die Arbeit vieler Berater, Beratungsinstitute und natürlich die Mehrzahl der Ess-Apps beruhen auf solchen Datenabgleichen. Weil man die Leute damit eben „kriegt". Zu wissen, dass man zehn Prozent weniger Kohlehydrate zuführen sollte oder aber zwei Milligramm zu wenig Vitamin C isst, das ist eine klare Aussage. Da weiß man endlich „woran's liegt". Täglich 60 Gramm

Eiweiß oder auf die vier Milligramm Zink achten, das sind eindeutige Regeln. Am Ende hat man vielleicht einen Plan, der alles vorgibt, oder eine App, die bei jedem Essen alles mitberechnet. Solche Zahlen wirken auch eine Weile als gute Motivation. Aber sie sind nur eine Krücke. Sie helfen eine Weile, aber am Ende muss man doch wieder ohne zurechtkommen. Und wenn man zu lange an Krücken läuft, wird es bekanntlich schwer, wieder ohne zu gehen – Fehlbelastungen und Muskelschwund schleichen sich ein. Je mehr man sich auf Zahlen und Daten verlässt, desto weniger vertraut man auf die körpereigenen Signalen für das Essen. Aber dazu später mehr.

Selber gehen können, das würde bedeuten, selbst zu wissen, was gut für einen ist. Und verantwortlich danach zu handeln. Das nennt man selbstbestimmtes Essen.

Vielen Menschen fällt es allerdings total schwer, auf sich zu hören. Sie wollen alles richtig machen und suchen darum Regeln und Gesetze. Und weil die Ernährung ja zu den Naturwissenschaften zählt, findet man da viel. Zum Beispiel in der Chemie. Das war die erste Wissenschaft, die sich mit dem Essen beschäftigte. Und sie fing damit an, Essen chemisch nach Nährstoffen zu analysieren, man startete mit Fett, Eiweiß, Kohlehydraten und natürlich den Berechnungen der Energie im Essen. Die Vitamine und Mineralstoffe kamen später dazu. Manche Historiker sagen, der Erste Weltkrieg war der Start der Ernährungswissenschaft, weil man damals dringend Lösungen brauchte, mit denen man die Menschen durch die Extremsituationen des Hungers manövrieren konnte. Gegründet wurde das erste Institut für die Essforschung 1956 in Gießen, es war der Akademie für medizinische Forschung und Fortbildung zugeordnet. Von der Hungersituationen des Krieges ging es dann Stück für Stück über in die Wohlstandskrankheiten, die wir heute haben. Wie das eine oder andere Vitamin oder Mineral vor Krankheit schützte oder bei Problemen half. Immer wieder veränderte man die Vorgaben für den Energiebedarf aus Fett, Eiweiß, Kohlehydraten.

Von wenigen Inhaltsstoffen losstolpernd hat sich dabei der Blick auf das Essen mehr und mehr verwissenschaftlicht. Im Hintergrund prägte das so-

Selbst wissen, was gut für einen ist.

genannte biomedizinische Modell das Bild von der Gesundheit. Darin blickt man immer auf einen Normwert. Innerhalb der Norm bedeutet, man ist gesund, wer draußen ist, ist krank. So einfach ist das. Ebenso sieht es mit dem Essen aus: Entweder der Wert stimmt oder eben nicht.

Der menschliche Körper wird aus einem solchen Blickwinkel wie eine Maschine betrachtet. Vor 15 Jahren noch wurde uns der Energieverbrauch im Studium so erklärt: „Stellen Sie sich vor, der Körper ist ein Auto. Wenn es mit Energie betankt wird, kann es eine bestimmte Strecke damit fahren." Wie viel Energie es pro Tag braucht, lässt sich über Formeln berechnen, in denen meist Größe, Gewicht und Alter berücksichtigt werden. Das zuzuführende Benzin ist der Energiebedarf für den Tag, der dann in der Beratung oder der Essplan-Kalkulation erfüllt werden sollte. Nur bedachte dabei niemand das, was wir inzwischen wissen: Kalorie ist nicht gleich Kalorie.

Die Kalorien in Lebensmitteln misst man mit einer Methodik aus dem 19. Jahrhundert. Nicht schlecht, aber eben auch nicht besonders zukunftsweisend. In einem Bombenkalorimeter wird das Lebensmittel verbrannt und die Wärmeentwicklung gemessen. Ein Grad Celsius Temperaturerhöhung ist der Wert, der eine Kalorie definiert. Die gespeicherte Wärmekapazität eines Apfels etwa oder einer Schale Reis ist allerdings nicht universell gültig, sie schwankt noch erheblich mit Anbau und Verarbeitung. Außerdem verbrennen die Lebensmittel in unserem Körper nicht unter solchen Standardbedingungen, auch nicht vollständig, unsere Verdauung meistert das höchst individuell und die Unterschiede scheinen groß zwischen den Menschen, sogar beim Individuum zu unterschiedlichen Tageszeiten oder Lebenssituationen. Eine entscheidende Rolle spielt die Zusammensetzung der Darmflora, also welche Bakterien bei uns im Darm wohnen. Der eine nutzt aus der Tafel Milka Alpenmilch vielleicht 530 Kilokalorien, der andere nur 450.

Eine entscheidende Rolle spielt die Darmflora.

Ein gutes Beispiel, wie unterschiedlich die Wirkung der Kalorien auf das Gewicht unterschiedlicher Menschen sein kann, zeigt das Experiment von Fredrik Nyström im Jahr 2008. Der schwedische Hormonwissenschaftler und Mediziner fütterte 18 kerngesunde junge Männer vier Wochen lang täglich mit doppelter Kalorienmenge und keiner durfte sich mehr als 5000 Schritte bewegen. Statt durchschnittlich 2273 aßen sie jetzt 5753 Kilokalorien pro Tag. Eigentlich wollte Nyström die Leberverfettung nachmessen, verfolgte aber auch das Gewicht: Im Durchschnitt führte der Versuch zu etwa 6,5 Kilogramm Gewichtszunahme pro Person. Das hätten sie nach allen Standardformeln theoretisch schon in 14 Tagen schaffen sollen. Sie nahmen jedoch komplett unterschiedlich zu, manche überhaupt nicht. Alles höchst individuell! Also wieder ein Punkt für die Unschärfe in der Nährwertberechnung.

●● Individuelle Wünsche, Gentests und weise Inder

Und individuell ist, was die Leute wollen. Personalisierte Ernährung sei die Zukunft, heißt es jetzt. Die Menschen möchten keine Nullachtfuffzehn-Empfehlungen mehr, sondern etwas, was auf sie persönlich abgestimmt ist. Scheinbare Wege dafür bieten bereits Online-Angebote, zum Beispiel kiweno.com. Da kauft man sich ein Testset, schickt Blut, Urin und/oder Speichel ein und erfährt daraufhin, was man essen sollte und wovon man besser lassen sollte. Da kann man sich auf Laktoseintoleranz testen lassen oder andere Unverträglichkeiten. Vegetarier können prüfen, ob ihre klassischen Problemnährstoffe, Eisen und Vitamin B12, im Rahmen sind. Schönheitsbewusste checken mit dem „beauty test", ob ihre Blutwerte für Zink, Selen, Vitamin B12 und Cortisol im Rahmen sind. Warum auch immer gerade diese vier den Wettbewerb zur Beautysubstanz gewonnen haben, geht aus dem Shop zumindest nicht hervor. Zwischen 39 und 448 Euro kosten die angebotenen Tests.

Etwa 330 Euro kostet der Test namens MetaCheck-Analyse zur personalisierten Gesundheit bei CoGAP. Knapp 30 Euro pro Woche kostet der Shake als einzigartiger Mahlzeitenersatz, welcher die individuelle genetische Veranlagung berücksichtigt, erhältlich in vier Varianten. Etwa 50 Euro das individuelle Rezeptbuch.

Für 90 Euro bereits erfährt man bei vimeda über eine Blutprobe, ob man Avocado verträgt oder nicht, ob Mandarinen O. K. sind, Hafer, Ei oder Kaninchen. So soll man abschätzen, ob man sich vielleicht wegen des Hammelfleisches nicht so fit fühlt oder aber, weil man zu oft Zwiebeln isst. Ein Test für alle, „… die ihren Körper ganz nach seinen Bedürfnissen ernähren wollen. Der Nutrition Screen Test offenbart ihnen, welche Nahrungsmittel ihren Körper momentan eher belasten."

Auf 6 bis 18 Millionen wird der Markt für personalisierte Ernährung geschätzt, schreibt die Organisation von *Food4Me*, ein EU-Forschungsprojekt für personalisierte Ernährung, in einer Pressemitteilung zum Kongress in Brüssel 2015.

Als deutsche Forschungseinheit ist die technische Universität München an *Food4Me* beteiligt, unter der Leitung von Professor Hannelore Daniel, die sich dort mit der Beziehung zwischen Nahrung und unseren Genen beschäftigt. Ihrer Meinung nach beruhen bisherige Dienstleistungen zur personalisierten Ernährung auf oft ungenauen Informationen. Die Abstimmung diätetischer Ratschläge auf unsere genetischen Voraussetzungen sei wohl noch schwierig, liest man auf der Webseite der Münchner Universität. *Food4Me* will jetzt erforschen, wie man auf Basis von Erkenntnissen aus der DNA und Blutwerten so richtig gute Empfehlungen gibt. Und vor allem auch: ob die Leute solche Empfehlungen besser befolgen als die allgemeinen.

Nutrigenomik nennt sich die wissenschaftliche Disziplin, in der Genforschung, Gentechnik und Medizin verknüpft sind. Die eine Seite der Forschung ist es, besonders gesunde Lebensmittel zu entwickeln, zum Beispiel Brokkoli mit extra viel sekundären Pflanzenstoffen und dem Spurenelement Selen. Beides soll vor Krebs schützen. Die andere Seite zielt auf eine neue Form der Ernährungsberatung ab. Die passgenaue Ernährungsform für jeden Einzelnen soll aufgrund von DNA und Blutproben ermittelt werden.

Fachleute, wie etwa Johanna Feichtinger vom Verband für Unabhängige Gesundheitsberatung, zweifeln „Der Zusammenhang zwischen Ernährung und Genen ist zu komplex, als dass anhand der bisherigen Ergebnisse direkte Empfehlungen abgeleitet werden können."

> Der Zusammenhang zwischen Ernährung und Genen ist zu komplex, um Empfehlungen abzuleiten.

Trotzdem lieben die Menschen solche DNA-Diäten. Es zeigt sich auch, dass sie einfach besser durchhalten, mit mehr Begeisterung ihr Leben ändern, mehr zu Fuß gehen und mehr Sport machen, mehr Salat essen und weniger Süßigkeiten – nur, und wirklich nur, weil sie eine persönliche Empfehlung bekommen haben. Wir alle lieben es doch, wenn sich jemand um uns sorgt und kümmert und uns als Individuum wahrnimmt. Und das ist vielleicht das eigentlich Wichtigste am Weg, mit dem Pauschalisieren aufzuhören: Einen individuellen Rat können wir viel besser annehmen und er schenkt uns das Gefühl, wertgeschätzt zu werden.

Neu ist das nicht. Dass Essen Typfrage ist, sehen andere schon lange so. Genaugenommen sehr lange. Die alten asiatischen Gesundheitslehren zum Beispiel, wie die Traditionelle Chinesische Medizin oder das Ayurveda, haben nie versucht, eine Ernährungsweise für alle zu finden. Ihr Ansatz: Sehen, was jeder Einzelne braucht. Das Ayurveda, die mindestens 5000 Jahre alte indische Lehre von der Gesundheit des Menschen, teilt die Menschen dabei nach Konstitutionstypen, den sogenannten Doshas, ein – Vata, Pitta, Kapha heißen die drei Haupttypen. Jeder von uns trägt von jedem dieser Typen etwas in sich, aber in der Regel überwiegen von Geburt an ein oder zwei vorherrschende Doshas. Die ayurvedische Lehre traut dem Körperwissen dabei eine Menge zu: Sie geht davon aus, dass jeder gesunde Mensch grundsätzlich eine gute Intuition hat und von sich aus das mag, was ihm gut tut. So muss sich niemand bemühen, das Richtige zu essen oder zu tun. Niemand muss kämpfen oder sich anstrengen und denken „Oh, ich sollte dies tun, aber ich will etwas anderes."

Nur wenn die Doshas im Laufe des Lebens durcheinandergeraten, verlieren wir dieses intuitive Gleichgewicht zeitweise und es entsteht Krankheit. Ernährung kann die Ursache dafür sein. Sie kann aber auch als eine Stellschraube neben Bewegung, Kräutermedizin und Entspannungstechniken die Doshas wieder gerade rücken, die Kräfte ausbalancieren und somit präventiv oder therapeutisch auf gewisse Krankheiten wirken. Manchen tut ein frischer Salat oder eine scharfe Sauce gut, ein andere braucht einen warmen, süßen Getreidebrei mit Sahne, damit er sich wohlfühlt. Auf diese Charaktere abgestimmte Gewürzmischungen oder Tees finden sich bei uns mittlerweile in jedem gut sortierten Biomarkt.

Dieses ganzheitliche Gesundheitsmodell sucht also nach der jeweils richtigen Lösung für den Einzelnen. Die Menschen sind unterschiedlich und sie brauchen unterschiedliches Essen, damit es ihnen gut geht. Überzeugend finde ich, dass das Ayurveda sich schon so lange bewährt hat. Ich meine, 5000 Jahre – das ist doch geradezu Ancient Evidence Based Nutrition. Würde es nicht langfristig wirken, wäre es sicherlich schon untergegangen. Evidenzbasiert auch insofern, dass nicht ein Wirkstoff angeschaut und isoliert auf seine Mechanismen untersucht wird, sondern die Wirkung eines ganzen Lebensmittels im ganzen Menschen in Wechselwirkung mit allem um ihn herum.

Und damit Ayurveda-Ansätze nicht mehr als Yoga-Wellness abgetan werden, forschen die traditionellen Mediziner nun mit westlichen Methoden und versuchen auch der westlichen Medizin gegenüber zu belegen, was für sie schon lange als Wissen gilt: Jeder Mensch ist anders, und dementsprechend gibt es viele Wege zur Gesundheit. Die Ayurveda-Nutrigenomik untersucht zum Beispiel ein Konzept der personalisierten Ernährung unter Einbeziehung genetischer Erkenntnisse, aber eben auf Basis des Ayurveda. Die indischen Wissenschaftler untersuchen die genetischen Voraussetzungen der Studienteilnehmer und vergleichen sie mit den Ayurveda-Typen Vata, Pitta und Kapha. Tatsächlich ließen sich die nach der traditionellen Gesundheitslehre benannten Gemeinsamkeiten ganz modern in der Genetik ablesen.

Auch nach den bei uns gängigen Laborwerten kann man die Ayurveda-Typen anscheinend einteilen. Der eher schlanke, nervöse, wechselhafte Vata-Typ hätte angeblich relativ niedrigere Blutfette und Cholesterinwerte. Die zarten, empfindlichen Vata-Menschen haben wohl auch mehr Prolaktin im Blut, ein Hormon, das auf Befehl des Hypothalamus reguliert wird und unter anderem durch körperlichen oder seelischen Stress ansteigt. Diesen Menschen empfiehlt das Ayurveda traditionell mehr Milchprodukte, Eier und insgesamt mehr Fett als den übrigen Doshas. Wenn ein modernes ayurvedisches Programm Menschen mit zu viel auf den Rippen helfen will, dann gibt es Yoga und typgerechtes Essen und Training gegen Essgelüste statt Kalorienzählen oder Fettreduktion.

Natürlich sind das nur Forschungsansätze und die Wirkungen des Ayurveda konnten noch lange nicht nach strengen evidenzbasierten Kriterien der westlichen Forschung bewiesen werden. Aber das konnten unsere Fettarm-Empfehlungen genaugenommen auch nicht. Was man sehen kann, ist allerdings, dass unser starres auf Nährstoffe gerichtetes Denken in der Essforschung langsam aufgeweicht wird und Raum entsteht für neue Perspektiven.

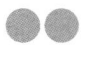 ## Selbst entscheiden und genießen – so geht gesund auch

Auch der Geschmack spielt im Ayurveda eine große Rolle. Nach der altindischen Lehre gibt es die Geschmäcker *sauer, salzig, scharf, bitter* und *zusammenziehend*. Man betrachtet sie als Qualitäten der Lebensmittel, aus denen man auf die Wirkung schließen kann. Der Geschmack ist die Sprache, in der das Essen Botschaften über seine Wirkungen gibt. Solche Zusammenhänge zwischen dem Sinneseindruck und dem Effekt für unseren Körper wurden sogar in pharmazeutischen Studien gezeigt: Süße soll Gewebe bildend wirken, die Nerven beruhigen, Säure die Aufnahme von Mineralstoffen fördern, während Schärfe die Verdauung anregt und das Zusammenziehende entwässert sowie Gewebe straffen soll. Auch Bitterkeit spielt im Ayurveda eine besondere Rolle, gerade in Gewichtsfragen: Es soll entgiften und das Gewebe erleichtern. Und genau das tut bitteres Essen auch nach unserem Stand der Wissenschaft. Die Bitterstoffe aus der Grapefruit zum Beispiel, das Naringenin und Naringin, unterstützen die Lebertätigkeit und greifen regulierend ein, wenn zu viel Zucker oder Fett im Körper sind.

Ein Mangel an einem bestimmten Dosha soll über den richtigen Geschmack ausgeglichen werden. Wer zu viel vom träge machenden Kapha in sich trägt oder vom feurigen Pitta, der sollte mehr Bitteres und Zusammenziehendes essen – mehr Radicchio vielleicht, einen herben Boskop-Apfel, Oregano, Kurkuma oder andere bittere Gewürze, Spinat oder andere dunkelgrüne Blattgemüse. Über den Geschmack wird also bestimmt, was gut ist für den Einzelnen. Der Grundgedanke ist: Eigentlich kann der Körper über die eigenen Geschmacksgelüste ausdrücken, was er braucht, was ihm guttut, wie viel er wovon essen möchte. Geschmack und Genuss sind also die Wegweiser zum individuell richtigen Essen. Wenn die Gesundheit aus dem Gleichgewicht geraten ist, balanciert man eine Weile mit geschmacksorientierten Essempfehlungen aus, bis alles wieder von allein funktioniert. Bis dem Menschen wieder das schmeckt, was gut für ihn ist.

Bei einem Ayurveda-Arzt bekommt man nun etwas andere Anleitungen als bei der uns üblicherweise bekannten Ernährungsberatung. Es gibt zum Beispiel keine Mengenvorgaben. Zumindest keine in Gramm. Von innen heraus wird gemessen. Eine wichtige Regel bei den Indern lautet, den Magen nicht mehr als zu drei Vierteln zu füllen. Bei den als besonders gesund geltenden Japanern heißt das Beschränken der Magenfülle „Hachi hara bu", wörtlich übersetzt: „Acht Teile von zehn voll", und gilt als unbedingtes Mittel zu Gesundheit und langem Leben. Wann der Magen gerade voll genug ist, das bestimmt kein Arzt und das berechnet kein Computer. Das bestimmt er selbst, der Patient. Die Frage lautet also nicht: „Was darf ich?", sondern: „Brauche ich das wirklich?", und er trägt auch die Verantwortung für sein Tun damit.

Auch der Hunger gilt als Maß. Im Ayurveda sagt man, man solle erst wieder essen, wenn man wirklich Hunger hat. So simpel klingt das, fast banal, aber tatsächlich ist diese Aufgabe nicht so einfach für viele Menschen, wie die Beratungserfahrung zeigt. Viele Menschen essen ohne Hunger und haben Probleme, die eigene Sättigung angemessen zu erkennen. Die körpereigenen Signale zu respektieren wirkt nicht nur auf die Gesamtmenge, die gegessen wird, sondern schenkt dem Körper wertvolle Ruhepausen, um zu verdauen, zu verarbeiten, aufzuräumen. Aus hormoneller Sicht bedeutet das zum Beispiel, dass sich der Insulinspiegel wieder austaxieren kann, Hunger- und Sättigungshormone sich wieder einpendeln. Dass Überlastungen des Energiestoffwechsels mit metabolischen Folgen vermieden werden. Dass der Körper an die eigenen Fettreserven gehen kann und sie nicht unbenötigt eines Tages ganz vergessen werden.

Bei größeren Nahrungspausen sollen sogar verjüngende Hormone wie das Steroidhormon Dehydroepiandrosteron oder Melatonin freigesetzt werden, die das körperliche Wohlbefinden steigern und den Alterungsprozess hinauszögern. Dieser kleine Trick, intelligent und dauerhaft umgesetzt, voller Selbstbestimmung und Selbstverantwortung, führte schon bei vielen meiner übergewichtigen Klienten zu erstaunlichen Gewichtsabnahmen, stark verbesserten Blutwerten und echten Aha-Erlebnissen!

Wenn ich selbst entscheide, wann ich wirklich wieder Hunger habe und was ich esse, dann bin ich freier. Manche empfinden diese Freiheit erst einmal als Unsicherheit. Aber auf lange Sicht entsteht eine ganz andere Sicherheit, wertvoller vielleicht, als Nährwerttabellen sie geben könnten. Mit der zurückgewonnen Sicherheit tief in sich selbst lernen sie, auf ihren Körper zu hören und das zu tun, was ihnen wirklich guttut. Sie lernen sich in puncto Essen selbst zu vertrauen.

Selbst entscheiden ist auch eines der aufkommenden Themen in der Gesundheitswissenschaft. Immer mehr entdeckt die Wissenschaft, wie gut es der Gesundheit des Menschen tut, seine eigenen Entscheidungen zu treffen und über sich zu bestimmen Und dazu kommt: Eine eingebaute Selbstregulation des Essens ist unbestritten. Wie die aussieht, sehen wir in den folgenden Kapiteln.

2 Geschmack

●● Schmecken und Schmecken lernen

Schmecken, wirkliches Schmecken ist für mich wie einer Symphonie lauschen. Wie ein klassisches Musikstück in mehrere Sätze aufgebaut ist, folgen auch beim Schmecken verschiedene Phasen, auf die man sich einlassen muss, vom Kopfsatz bis zum Finale. So geht es beim Schmecken vom ersten Riecheindruck, wenn das Essen vor mir steht, bis zum Nachklang, nachdem ich gekaut, gespürt, geschmeckt, gerochen und geschluckt habe.

Es gibt so viele Instrumente, die ineinander greifen mit ihren Melodien und Rhythmen. Nehmen wir einen Kartoffelkloß. Für mich ist Kartoffelkloßduft der Duft eines Festmenüs, bei aller Schlichtheit doch eine Seltenheit und schon darum etwas Besonderes. Warm und duftend. Dann diese Konsistenz, ein bisschen weich, ein bisschen fest, gequollen und saftig. Zwischen Gelee und Cremigkeit im Mundgefühl. Der Hauptgeschmack der Kartoffel und die feinen Noten von Milch und Butter. Salz ist dabei. Ein paar hereinspielende Striche des Muskats. Ein kurzes, röstiges Solo des darin versteckten Weißbrotwürfels vielleicht.

Ob das Stück einem am Ende gefällt, bleibt natürlich immer noch Geschmackssache. Der eine mag Beethoven, der andere Haydn oder Telemann, der nächste bevorzugt vielleicht Dream Theater. Manch einer will es gleich gar nicht verspielt und wird nur mit klarem Rock à la AC/DC glücklich. Man kann auch süßen Pop mögen oder herben Blues.

Es geht darum, zu lauschen. Zuzuhören. Nur dann kann man wirklich genießen.

Wenn ich das nicht tue, kann sogar Beethovens Fünfte richtig nervig klingen. Man nimmt nur die Hälfte wahr, die lauten aufdring-

Wie kann man wirklich genießen?

lichen Hörner im ersten Satz schmettern ihr Tatatata in ein Ohr, das ganz woanders ist. Ein großer Krach, der richtig auf die Nerven geht.

Ich kann auf jeden Fall selbst entscheiden, ob ich dem Stück die Chance gebe, mich hinsetze und zuhöre oder ob ich lieber nebenbei meine Facebook-Nachrichten auf dem Handy checke und damit riskiere, dass die Hälfte des Geschmacks verlorengeht. Die körperlichen Grundvoraussetzungen für das Schmecken haben wir jedenfalls, sofern gesund, alle. Zum Schmecken brauchen wir eine intakte Zunge und unsere Nase. Ganz korrekt unterteilt man die Wahrnehmung des Essens im Mund in das Schmecken und das Riechen. Schmecken im strengen Sinne, also mit der Zunge, können wir nach aktueller Übereinkunft in der westlichen Wissenschaft nur folgende fünf Grundgeschmäcker: *süß*, *bitter*, *salzig*, *sauer* und *umami*, was in Deutsch oft mit „würzig-süß" übersetzt wird. Scharf ist auch ein Eindruck auf der Zunge, zurzeit wird er oft nicht als Geschmack, sondern als Schmerzmeldung bezeichnet. Ob man Fett ebenfalls über solche Rezeptoren wahrnimmt, da gehen die Meinungen noch etwas auseinander. Ich kann es mir gut vorstellen.

Halten wir die Nase raus aus dem Ganzen, dann bleibt das also alles. Eine Zimtschnecke etwa würde mit zugehaltener Nase nur „süß" schmecken und gegebenenfalls spürt man eben die Fettigkeit. Wenn ich die Nase nach den ersten Kaubewegungen öffne, kommen alle weiteren Dimensionen des Gebäcks, wie „Zimt", „gebacken", „Butter".

Die Geschmacksqualitäten *salzig*, *süß*, *umami* und *fettig* machen schon mal erste Aussagen über den Gehalt an Nährstoffen, ob es nun energiereich ist, das Essen, ob Kohlehydrate im Anmarsch sind, Eiweiße oder Fette. All das kann der Körper blitzschnell erkennen.

Auch der Darm schmeckt mit, wie man jetzt langsam herausfindet. Rezeptoren für Bittergeschmack, das Süße und für den würzigen Umami-Eindruck finden sich in Magen, Darm und Bauchspeicheldrüse und beeinflussen dort, soweit man weiß, den Verdauungsprozess, beeinflussen den Appetit und regulieren die Hormonausschüttung. Man hat auch schon Geschmacksrezeptoren in den Atemwegen gefunden, von dort gehen regulierende Botschaften an die Atmung, aber auch an Spermien zum Beispiel, die vom Geschmack in ihrem Reifeprozess vorangetrieben oder gebremst werden. So kann der Geschmack also auf unsere Gesamtgesundheit Einfluss nehmen, von Diabetes bis zur Fruchtbarkeit.

Wir bleiben hier bei den althergebrachten Funktionen und verfolgen die Meldungen der Sinneszellen weiter. Sie leiten die Botschaften des Geschmacks über Nervenfasern an das Gehirn, die spezifische Region heißt Thalamus. Das ist eine Art Zwischenstation für die Sinne. Hier kommen auch Eindrücke des Hörens und Sehens an, des Tastens, Vibrierens und des Schmerzes. Für den Geschmack werden hier die einzelnen Meldungen wie Puzzleteile sortiert und anschließend an die Großhirnrinde weitergeleitet, um da das gesamte Bild zu einem komplexeren Muster aufzubauen. Der wirklich von uns wahrzunehmende Geschmack entsteht also erst im Gehirn.

Hier gehen dann auch Meldungen an den Hypothalamus, die Schaltzentrale für alles Wesentliche zur Aufrechterhaltung des Lebens, für Glück und Unglück, Sex und Nahrungsaufnahme, Schlaf und Körpertemperatur, Belohnungssystem. Meldungen gehen außerdem an die Großhirnrinde. In diesen Komplexen wird vor allem bewertet, ob Geruch und Geschmack eines Essens gut sind oder schlecht, ob mehr gegessen werden soll oder nicht. Während man sich mit einem bestimmten Essen satt isst, lässt die Aktivierung der Hirnbereiche durch den spezifischen Geruch dieses Essens messbar nach. Das Hirn misst mit und regelt nach: Während man eine Banane nach der anderen isst, wird der Bananengeruch immer weniger attraktiv. Ein guter Schutz vor Überessen, aber auch eine Anregung dazu, zur bunten Vielfalt zu greifen.

Was wir ohne Nase nicht wahrnehmen können, sind die Eindrücke auf die Riechzellen im Nasenrachenraum. Alles, was wir als „Geschmack" eines Essens bezeichnen, was über die genannten Grundeindrücke auf der Zunge hinausgeht, das sind eigentlich Gerüche – feine, gasförmige Aromen. Die erfassen wir nur, wenn wir einen gewissen Luftstrom in Richtung Nasenhöhle haben, um die Duftstoffe zu transportieren. Deswegen ist auch das Atmen beim Essen so wichtig. Wer sein Geschmacksempfinden vertiefen möchte, sollte sich unbedingt beim Essen von Zeit zu Zeit mit gefülltem Mund kurz aufrichten, Augen schließen und einmal tief durch die Nase einatmen. Das empfehle ich aber nur mit gutem Essen, das man wirklich mag. Ich zum Beispiel dürfte das nie mit einem Junkfood-Burger machen. Was dann so alles zu mir durchdringt, würde ich lieber gar nicht mitbekommen.

Die Gerüche packen uns übrigens eine Spur direkter als die Geschmackseindrücke auf der Zunge. Ohne Umschweife dringen sie in das limbische

System, den Ort der Gefühle, Instinkte und der unbewussten Wahrnehmung. Erst dann entsteht eine Meldung an das für die Vernunft zuständige Großhirn, wo bewusste Wahrnehmungen entstehen. Dadurch werden wir beim Riechen schnell emotional und ein bestimmter Geruch kann Erinnerungen in uns hervorrufen.

Damit die Zunge aber überhaupt Meldung macht, muss der Geschmack eine gewisse Intensität aufweisen. Man nennt das die Geschmacksschwelle. Ab wie viel Süße zum Beispiel bemerkt man, dass etwas süß schmeckt? Dieses Maß ist von Mensch zu Mensch schon von Geburt an verschieden. Dann verändert sich die Schwelle noch mit unseren Gewohnheiten. Wer viel Süßes isst, braucht mehr für den gleichen Effekt. Das kennt jeder, der einmal eine Woche auf Zucker und Süßes verzichtet hat. Der Biss in einen Apfel kann einen dann schon umhauen, von einem Snickers ganz zu schweigen. Wenn man hungrig ist, nimmt man Süße bereits in geringerer Konzentration wahr und ebenso Bitteres. Gut gelöst von der Evolution: Die zwei waren einst die wichtigsten Botschaften für unser Überleben. *Süß* signalisiert Energie und *bitter* kann Giftigkeit bedeuten. Bitterempfindlichkeit ist zwar Typfrage, unterliegt aber auch Gewöhnungseffekten. Wer zum Beispiel viel Kaffee trinkt, schmeckt bitter in der Regel erst ab höherer Konzentration. Auch im Vergleich verändern sich Geschmackswahrnehmungen. Nach einem Stück bitteren Chicorées schmeckt Leitungswasser auf einmal süß.

Nach Zitronensaft funktioniert das ebenfalls. Das ist wie mit den Komplementärfarben, bei denen man nur lange genug auf Grün schauen muss, damit die weiße Wand leicht rot aussieht. So komplex und von vielen Faktoren abhängig also ist unser Geschmackssinn.

Im ausgewogenen Geschmack könnte ein wichtiger Schlüssel zu einer angemessenen Essauswahl und unserer Gesundheit liegen.

Geschmack kann aber auch satt machen. Für das Bittere ist das etwa ganz gut untersucht. Rezeptoren im Darm erkennen die Bittersubstanz und als Folge werden Sättigungshormone ausgeschüttet, welche wiederum dem Hirn Meldung machen. Bitterstoffe können auch den Blutzuckerspiegel senken und die Leber anregen.

Im ausgewogenen Geschmack könnte also ein wichtiger Schlüssel zu einer angemessenen Essauswahl und unserer Gesundheit liegen.

Geschmack als Sprache

Viele Menschen haben Angst vor dem Geschmack, und zwar vor allem davor, dass es gut schmeckt. Menschen, die in mein Coaching kommen, fürchten oft, dass sie nicht aufhören können zu essen, wenn es gut schmeckt. Ich finde, das ist ein sehr trauriger Gedanke. Und ein unnötiger, denn er bewahrheitete sich in meiner Arbeit bisher nie. Jeder Mensch kann mit gutem Geschmack und gutem Gewissen in seinem Leben glücklich sein. Der Geschmack hat seinen Sinn und seine Aufgabe. Er soll niemanden verführen oder über den Tisch ziehen, das ist auch gar nicht seine Absicht.

Ich jedenfalls glaube daran. Und ich fühle mich in guter Gesellschaft: Sogar renommierte Wissenschaftler glauben, dass man weniger isst, wenn es gut schmeckt. Per Møller zum Beispiel, Professor für Sensorik und Verbraucherwissenschaften in Kopenhagen, schrieb 2013 in seinem Artikel „Gastrophysics in the brain" (zu Deutsch: Gastrophysik im Gehirn) im Fachmagazin *Flavour* (zu Deutsch: Geschmack) darüber, wie guter Geschmack satt machen kann. Er stellt die These auf, dass man mit mehr Geschmack unnötiges Überessen bekämpfen kann – Qualität statt Quantität. In seinen, wie er sagt, völlig unwissenschaftliche Untersuchungen und Befragungen im Freundes- und Kollegenkreis fand er heraus: Von einem teuren Parmesan essen sie weniger als von einem billigen Käse. Schön anschaulich erklärt er noch: Auch 100 Gramm Edelbitterschokolade von Valrhona bekämen die Befragten nicht einfach so runter, obwohl sie das ganz easy mit Billigsüßigkeiten schafften.

Auf anerkanntem Forschungsniveau sieht sein Experiment etwas anders aus. Hier gibt es zwei Tomatensuppen im Vergleich. Alle Studienteilnehmer mögen die mit Chili gewürzte Variante lieber. Trotzdem essen sie davon weniger. Ein guter Hinweis für den Satt-durch-guten-Geschmack-Effekt. Seiner Meinung nach könnte es zum Überessen kommen, weil es uns einfach an Geschmackserlebnissen mangelt. Zu viel langweiliges, fades Essen macht dick, wäre dann die These. Es geht darum, sich genug Geschmacksvergnügen zuzuführen mit dem Essen und eine nachklingende Zufriedenheit. Ich nenne es das Käsebrot-Phänomen. Oft beobachte ich, dass Menschen nicht satt werden, wenn sie sich langweilige Käsebrote machen. Zur Arbeit zum Beispiel. Wenn sie unter den Käse allerdings etwas Senf streichen, ein paar Radieschenscheiben ins Sandwich integrieren, je nach Geschmack etwas Salat oder saure Gurke, dann sieht ihr subjektiver Sättigungsgrad gleich ganz anders aus. Was ist passiert? Es scheint, als ob kontrastreiche und intensive Geschmackserlebnisse auch zu dem gehören, was wir vom Essen brauchen, um satt zu werden. Vielleicht sind es aber auch die wertvollen Stoffe, die hinter dem abwechslungsreichen Geschmack stehen. Genau genommen gehört beides bei gutem Essen einfach zusammen.

„Der Schöpfer nötigt uns zu essen. Appetit ist die Einladung, Genuss die Belohnung." schrieb Jean Anthelme Brillat-Savarin in seiner *Physiologie des Geschmacks* schon 1864. Der berühmte Gourmet und Gastrosoph sagt über seine Disziplin aber auch deutlich: „Die Feinschmeckerei ist Feindin aller Exzesse; wer sich betrinkt oder überisst, läuft Gefahr, gestrichen zu werden." So muss man das wohl sehen: genießen, mit Absicht den besten Geschmack wählen, aber immer auf sich hören, wenn es zu viel wird. Schlemmen bedeutet nicht Völlerei. Als Ernährungscoach habe ich jährlich direkten Einblick in Essgeschichten von etwa 100 Personen. Tendenz: Es ist eher ein lieblos gekochtes Nudelgericht, von dem die Leute zu viel essen, nicht die feinabgeschmeckte Thaisuppe, nicht das indische Curry. Und wenn es von der Rinderroulade mit Klößen mal zu viel sein muss, dann ganz bewusst, weil es die einfach so selten gibt. Danach sind die Leute aber wenigstens satt. Eine Pizza vom Lieferservice dagegen lässt trotz wirklich vollem Magen oft eine Geschmackslücke zurück. Dieses Gefühl, dass da irgendwas fehlt. Das kann man nur mit Eiscreme oder Chips beheben, höre ich so oft.

Ob Eintönigkeit beim Abnehmen hilft, das haben andere Wissenschaftler ausprobiert. Fünf Tage lang gab es Makkaroni mit Käse als Hauptmahlzeit für 31 dicke Kinder in der Schule oder aber für 30 andere dicke Kinder solch eine Nudelmahlzeit zu Hause für vier Wochen. Das Ergebnis war natürlich, dass diese Kinder mit der Zeit von diesem Essen weniger gegessen haben. Das amerikanische Forscherteam rund um den Verhaltensmediziner Leonard Epstein schlussfolgerte daraus, dass langweiliges, ständig gleiches Essen hilft, das Gewicht zu kontrollieren. Doch was die Studienteilnehmer hinterher gegessen haben, um ihren Hunger zu stillen und vor allem gegen den Frust, dass es schon wieder gleich geschmeckt hat, das wurde nicht erfasst. Viele kennen das Gefühl vielleicht aus der Kantine: „Oh, *das* schon wieder …", und hinterher sind die Kekse aus der Büroschublade dran. Aber auch die Forscher räumen ein: Es kommt darauf an, welche Lebensmittel zur Kompensation erreichbar sind. Was ist noch im Kühlschrank? Welche Süßigkeitenautomaten stehen um die Ecke, welcher Bäcker ist schnell erreichbar? Am Ende empfehlen sie dann doch, dass es parallel zum Langweileressen eine erreichbare weite Bandbreite von leichten, gesunden Lebensmitteln geben muss. Es bleibt also: Vielfalt ist gefragt, auch im Geschmack.

Denken wir doch mal wie der Feinschmecker Brillat-Savarin und sehen den Appetit als Einladung. Dann ist der Geschmack eine Art Sprache, in der Essen und Essende miteinander kommunizieren. Das Essen enthält den Geschmack. Wir als Esser nehmen ihn wahr. Und wenn wir Lust auf ein bestimmtes Essen haben, dann erscheint uns dieser Wunsch in der Vorstellung von Geschmack. Wir träumen ja schließlich vom himmlischen Geschmack der Erdbeere oder des Bratwürstchens, nicht von seiner Größe, Form, Konsistenz oder einer anderen Eigenschaft. Wir stellen uns vor, wie wir in das Würstchen beißen und sich der Geschmack in unserem Mund ausbreitet. So denken wir an Essen, wir träumen vom Essen quasi in der Sprache *Geschmackisch*.

Appetit bekommen

Der Geschmackssinn ist wirklich wichtig für uns und unser Überleben. Und genau darum wird er auch so früh entwickelt, sagen Experten, etwa Julie Menella, Biopsychologin vom Monell-Center für chemische Sinneseindrücke (Monell Chemical Senses Center) in Philadelphia im amerikanischen Bundesstaat Pennsylvania. Schließlich kann man sich schon fragen: Würde die Natur so viel Aufwand investieren, wenn er nicht so wichtig wäre? Die Institution an der Julie Menella forscht, ist eine unabhängige gemeinnützige Organisation, die interdisziplinär über die Funktion des Geschmacks- und Geruchssinnes forscht und immer wieder nach der Auswirkung auf die Gesundheit sucht. Professor Menella bezeichnet den Geschmackssinn als eine starke bestimmende Kraft, die das menschliche Konsumverhalten ein Leben lang

> Würde die Natur etwas so aufwändiges wie den Geschmackssinn entwickeln, wenn er nicht so wichtig wäre?

bestimmt. Das bedeutet also: Je nachdem, wie intensiv wir diese Sprache des Geschmacks gelernt haben, werden wir uns gut mit dem Essen verständigen können oder eben weniger gut.

Darum forscht Menella viel schon an der kindlichen Geschmacksentwicklung und deren Auswirkung auf die spätere Gesundheit. Erste Prägungen starten über das Fruchtwasser im Mutterleib, da beginnt das Schmecken nämlich. Ab Schwangerschaftswoche 7 oder 8 macht der Geschmacksapparat seine ersten Erfahrungen, ab Woche 13 sehen die Geschmacksknospen schon fast so aus wie unsere erwachsenen. In den letzten drei Monaten der Schwangerschaft sind die Kleinen theoretisch vorbereitet auf die ersten Essentscheidungen bzw. -bewertungen. Die Geschmacksempfindungen können jetzt schon perfekt an das zentrale Nervensystem des Kindes weitergeleitet werden, so Menellas Erkenntnisse. Diese geben dann Anweisungen an die Systeme für Nuckeln, Saugen, den Gesichtsausdruck und andere gemütsgeleitete Regungen. Auch der Geruchssinn ist Ende der 28. Schwangerschaftswoche voll entwickelt. Gut so, denn das Baby atmet sowieso den größten Teil des Fruchtwassers und schluckt nur wenig. So bekommt es jetzt also eine Menge Sinneseindrücke von draußen mit und lässt sich quasi vorprägen. In meiner Beratung beobachte ich immer wieder Geschichten über Kinder, die exakt das essen, was Mama in der Schwangerschaft so geliebt und bevorzugt hat.

Eine Klientin zum Beispiel hatte ein schier unstillbares Verlangen nach Würstchen, als sie mit ihrem Sohn schwanger war. Das kannte sie gar nicht von sich, weil sie klassische Bockwürstchen eigentlich eher ekelig fand. Aber dann aß sie Geflügelwürstchen, als Kompromiss. Der Kleine ist inzwischen 12 Jahre alt und liebt Würstchen über alles. In der zweiten Schwangerschaft „musste" sie immer „unbedingt" Vanillepudding essen. Und hat diese Vorliebe anscheinend ihrer Tochter mitgegeben. Noch heute, mit elf Jahren, ist Vanillepudding ein heißgeliebtes Gericht für sie. Na gut, Würstchen und Vanillepudding sind sowieso beliebte Kinderessen und es wundert wenig, wenn sie gemocht werden. Aber ich begegnete auch einer Siebenjährigen, die mir in der Beratung berichtete, dass sie Rote Bete liebt. In der zweiten Coaching-Stunde kam die Mutter dazu, lachte über mein Staunen und entschleierte das Geheimnis. Das käme von ihr. Sie hat zum Ende der Schwangerschaft Unmengen Rote Bete verschlungen. Am liebsten leicht gegart und in Scheiben mit Salz. Aber auch geraspelt, gebacken, gekocht. Alles.

Nach dem Geschmacksbad im Fruchtwasser prägt dann die Muttermilch. Sie sendet Sinneseindrücke, die beim Stillen mit rüberschwimmen. Professor Menella zeigt das in einem Experiment zur Karottenprogrammierung. Ein Teil der Frauen musste dafür während den letzten drei Monaten der Schwangerschaft Karottensaft trinken, ein anderer während der ersten drei Monate des Stillens. Als die Kinder mit Beginn der Beikost anfingen selbst zu essen, war die Abfärbung deutlich: Jene Kinder, die den Möhren bereits begegnet waren, aßen mehr von den mit Karottengeschmack angereicherten Cerealien, die man ihnen im Versuch vorsetzte und verzogen eindeutig weniger das Gesicht, als ihnen der Karottengeschmack erstmals begegnete. Auch Süße prägt.

Süßstoff in der Schwangerschaft etwa führt zu mehr Süßlust im Erwachsenenalter. Rattenkinder, deren Mamas in der Schwangerschaft Aspartam bekommen, essen später insgesamt mehr palatable foods (zu Deutsch etwa: schmackhaftes Essen) und werden dicker als die anderen. *Palatable* nennen die Forscher Lebensmittel, die das Belohnungssystem im Gehirn auf besondere Weise ansprechen. Das funktioniert über eine Kombination aus Fett, Süße und/oder Salz. Als schmackhaft gelten hier also zum Beispiel Schokoriegel, Kekse, Eiscreme, Chips und ähnliche Snacks oder Pizza. Schmackhaft darf man hier nicht mit *gutem Geschmack* gleichsetzen – das tatsächliche Aroma, der Geschmack, ist gar nicht so wichtig für den Belohnungseffekt. Solchen palatable foods wird übrigens nachgesagt, dass sie süchtig machen. Der Belohnungseffekt ist wirksamer als die Stoppsignale der Sättigung. Wir können einfach nicht aufhören, die Chipstüte nicht weglegen, nicht von der Eiscremepackung lassen. Und wie stark man auf diesen Suchtfaktor reagiert, das hängt anscheinend auch von dem ab, was das kleine Wesen im Mutterleib schon an Geschmackseindrücken bekam. Die extreme Süße, so stellen es sich die Forscher vor, könne beim Fötus die Entwicklung des Hirns verändert haben. Und zwar so, dass die Hirnregion, die für die Steuerung der Nahrungsaufnahme hauptverantwortlich ist, der Hypothalamus, nicht mehr ordentlich arbeitet: Die Übersüße des Süßstoffes hat den Sättigungsmechanismus verschlechtert und die Macht des Belohnungssystems erhöht.

Solche Geschmackstrainings der ganz Kleinen sind laut den Forschern mitverantwortlich dafür, dass Kinder, die gestillt wurden, weniger wählerisch sind in ihrem Essen und eher bereit, auch mal was Neues auszuprobieren. Vermeintlich Neues, denn in gewisser Weise kennen sie es ja schon. Es könnte auch einer der Gründe sein, warum Kinder, die mit Muttermilchersatz aufgewachsen sind, ein höheres Risiko für Übergewicht haben. Formula-Nahrung bietet schlichtweg keine Sinneseindrücke, die eine gesunde Geschmacksprägung fürs spätere Leben bieten können. Bleiben wir bei dem Vergleich, dass Geschmack eine Art Sprache ist, dann wären das quasi sinnfreie Phantasiewörter.

Kinder werden geschmacklich vorgeprägt.

Sehen wir das Essen als Sender der Geschmackssprache, dann sind wir Esser die Empfänger. Wir riechen eine frisch angeschnittene Ananas und der Körper hat sofort eine Ahnung, was da auf ihn zukommt: Frische, Süße, Vitamine und wer weiß was noch. Natürlich nur, falls der Körper Ananas kennt. Wir brühen eine Tasse Kaffee auf, und schon mit dem gerochenen Aroma kommen die ersten Botschaften an den erfahrenen Kaffeetrinker: „Wachmacher von vorn! Gleich gibt es eine Ladung Koffein." Oder auch: „Purer Genuss, du wirst dich gleich entspannen." Der Geschmack enthält also verschlüsselte Botschaften. Er verrät uns etwas über die Inhaltsstoffe und über die Wirkung des Essens. Andersherum kann der Körper bei akutem Nährstoffbedarf Verlangen nach einem bestimmten Geschmack entwickeln, den sogenannten Appetit. Omega-3-Fette gefällig? Walnüsse wären jetzt großartig! Fünf Stunden gewandert, ausgezehrt und mit großem Energiebedarf? Lust auf Käsespätzle oder Bratkartoffeln?

Ganz konkrete Studien am Menschen gibt es dazu bisher leider kaum. Sie sind kompliziert und mancher Versuchsaufbau wäre einfach unethisch, wie man in der Wissenschaft sagt, wenn das Wohlergehen der Versuchsteilnehmer nicht gesichert wäre. Denn um zum Beispiel deutlich zu sehen, ob der Körper sich bei einem starken Nährstoffbedarf mit dem Richtigen versorgen kann, müsste man am besten einen Mangel erzeugen oder andere für Studien am Menschen unangemessene Dinge tun.

Der US-amerikanische Professor für Wildbiologie Frederick Provenza macht Geschmackstests immerhin an Tieren, und seine Ergebnisse liefern interessante Einsichten auch für den Menschen. Provenza erforscht seit über 25 Jahren an Wiederkäuern, wie der Geschmackssinn bei der Nahrungsauswahl hilft. In einer langen Liste von gut 80 Studien hat er gezeigt, wie Schafe oder Ziegen sich anhand von Geschmack in ihrer Essensauswahl orientieren. Sie lernen schnell, neues Futter auf seine Wirkung zu prüfen und mit Vorliebe oder Abneigung zu reagieren. Welche Rolle der Geschmack dabei spielt, zeigt zum Beispiel eines seiner Experimente an Ziegen. Das Setting: Die Tiere waren alle ein wenig ausgehungert und man bot ihnen nährstoffarmes Stroh an. Einigen gab man direkt nach dem Essen, in einem Narkoseschlaf, eine Nährstofflösung mit Stärke. Also sozusagen ein Sättigungsmittel. Anderen nicht. Die Tiere erhielten zwei Sorten Stroh, mit Ahornsirup-Geschmack aromatisiert und mit Apfelgeschmack. Gruppe eins bekam die Nährstofflösung nach dem Ahornsirup-Stroh und schlichtes Wasser nach dem Apfelstroh. Bei Gruppe zwei war es umgekehrt. Nach nur vier Fütterungszyklen hatten die Ziegen den Dreh raus und bevorzugten jeweils den vermeintlich nährenden Geschmack. Die Geschmacks-Nährstoff-Paarung wurde erfolgreich erkannt und gespeichert. Ein wichtiges Instrument, um den Appetit als Wegweiser wirken zu lassen.

Für diesen Versuch hatten die Forscher also bewusst entkoppelt, was bei uns im echten Essen eigentlich immer gemeinsam auftreten sollte: Nährstoffe und der dazugehörige Geschmack. Eigentlich, denn für uns normalen Menschen in durchschnittlicher Zivilisation gibt es einige alltägliche Geschmacksexperimente, etwa den Erdbeerjoghurt ohne Erdbeere oder Brokkolisuppe mit nicht mehr als einer homöopathischen Dosis vom grünen Gemüse. Hier stimmt die Botschaft nicht mit den Tatsachen überein. Die Lebensmittel versprechen etwas, das sie nicht halten. Sie sind unehrlich.

Wiederkäuer bevorzugen Essen mit dem perfekten Nährstoffmix.

Wiederkäuer bevorzugen Essen mit dem perfekten Nährstoffmix, schwärmt der Wildbiologe. Sie erkennen die Nährstoffe und koppeln das mit dem Wissen um die Wirkungen im Körper. Ein feingestimmter Gaumen ist das Messinstrument, sagt Provenza. Damit suchen sich die Tiere das Essen, das ihren Nährstoffbedarf befriedigt, oder Wirkstoffe, mit denen sie sich bei Gesundheitsproblemen behandeln können; sie weichen dagegen jenem Essen aus, das ihnen nicht bekommt. Aber damit das klappt, müssen drei Grundvoraussetzungen erfüllt sein:

→ Geschmacks-Feedback-Verknüpfungen
→ Erreichbarkeit von Essen, das reich an Wirkstoffen ist
→ angemessenes Geschmackstraining mit nährenden Esskombinationen im Mutterleib und in den frühen Lebensjahren

Wildlebende Tiere bekommen diese Grundlagen noch ganz gut geboten, schreibt der Forscher in seinem Artikel. Kühe auf Weiden schon weniger. Wir Menschen bei unserer Nahrungssuche in modernen Food-Outlets sehr selten.

Dass bei den Tieren das Bauchgefühl auch funktioniert, wenn der Geschmack mit unguter Wirkung auf den Körper gepaart wird, zeigt eine andere Studie von Provenza und seinen Kollegen. Sie konnten umlernen, wenn es nötig war. Junge Schafe bekamen hierfür von einem bestimmten Busch zu fressen, dem Bergmahagoni. Der bekommt ihnen normalerweise ziemlich gut und sie mögen ihn. Die Forscher trübten den Genuss, sie gaben den Tieren nach dem Fressen Kapseln mit Lithiumchlorid, einem Mittel, das Übelkeit erzeugt. Nach fünf Tagen aßen jene Tiere, die die Kapseln bekommen hatten, keinen Bergmahagoni mehr. Die anderen fraßen munter weiter. Es ist das gleiche, wie wenn einem nach dem Essen vom Pizzabringdienst mal so richtig schlecht geworden ist. Dann ruft man dort so schnell nicht wieder an.

Provenzas neuester Artikel ist 2015 im renommierten Fachmagazin *Appetite* erschienen. Eine wissenschaftliche Zeitschrift, die sich komplett dem Thema widmet: „Warum essen wir, was essen wir, wie viel?" und die immer wieder die Frage aufwirft: Warum hören wir nicht auf, wenn wir satt sind? Provenza fragt sich hier, inwiefern diese Geschmack-Nährstoff-Koppelungen auch im Menschen funktionieren. Genaugenommen widmet er sich der Frage, warum sie nicht funktionieren und die Menschen sich nicht so mühelos und instinktiv gesund essen, wie seine Versuchstiere das beherrschen.

Nach Provenza werden wir nicht von den klassischen Energielieferanten Fett, Eiweiß und Kohlenhydraten allein satt. Der Körper geht ins Detail. Auch Vitamine will er, bis hin zu sogenannten sekundäre Pflanzenstoffen. Das sind Substanzen, die im Stoffwechsel der Pflanze wirken – sie schützen sie vor Stress zum Beispiel, vor zu viel Sonne, vor Fraßfeinden. Sie machen oft spezifische Eigenschaften der Pflanzen aus. Es sind Farbstoffe wie Gelb, Orange, Rot, Grün oder das zurzeit so begehrte und als gesund bezeichnete Blaurot von Beeren. Sie sind aber auch für Duft verantwortlich, Glukosinolate etwa für alles, was kohlartig riecht, Sulfide für das Zwiebelige. Scharfe Substanzen wie das Capsaicin von Paprika und Chili gehören mit dazu, ebenso wie der stechende Geschmack von Ingwer oder die typische Nasenschärfe von Senf und Meerrettich. Auch Bitterstoffe oder herbe Geschmäcker werden von sekundären Pflanzenstoffen hervorgerufen, wie die aus Tee und Kakao, aus Radicchio oder Endivie oder aus Walnuss oder Olive.

Diese Substanzen schmecken und genießen wir nicht nur, sie wirken auch in uns, und zwar sehr vielfältig. Sie können den Blutdruck senken, vor Herzerkrankungen schützen, Entzündungsreaktionen im Körper abpuffern und sogar Krebsentstehung bremsen. Vor noch zehn Jahren wussten wir quasi nicht, dass es diese Stoffe gibt, inzwischen sind ca. 6500 entdeckt, in der menschlichen Nahrung werden etwa 10 000 vermutet und stetig entdecken die Forscher neue. Fast könnte man meinen, wir leben in einer Art Stoffwechselsymbiose mit den Pflanzen. Hippokrates' Stimme klingt wieder lauter, wenn wir sehen: Unser Essen gibt uns wohl wirklich viel mehr als Nährstoffe. Pflanzen basteln Substanzen, mit denen unser Metabolismus einfach eine Spur gesünder läuft. Sie kümmern sich exakt um jene Krankheiten, die unsere Zivilisation jetzt mit sich bringt. Oder natürlich: Krankheiten kommen daher, dass wir nicht genügend gute, starke Pflanzen essen. Das Faszinierende: Der Geschmack geht einher mit diesen Stoffen. Was nach nichts schmeckt, wirkt auch weniger.

Und diese Pflanzenstoffe oder Phytochemikalien, wie sie in der englischen Fachliteratur oft genannt werden, entscheiden mit, ob der Körper das Zufriedenheitssignal losschickt oder nicht. Ganz angesagt sind gerade Studien an Spinat dazu. Es hat sich gezeigt, dass ein sattmachender Stoff in dem Behältermaterial für den grünen Farbstoff Chlorophyll des Spinats steckt, das sogenannte Thylakoid als Bestandteil der Chloroplastenhülle. Das sind flache, scheibenartige Vesikel, in denen Lichtreaktionen der Pflanze ablaufen. Im Experiment hielten sie Übergewichtige Menschen länger satt und sorgten dafür, dass Frauen weniger Lust auf Schokolade hatten. Anscheinend reagieren sie in unserem Darm mit den aufgenommenen Fetten, ver-

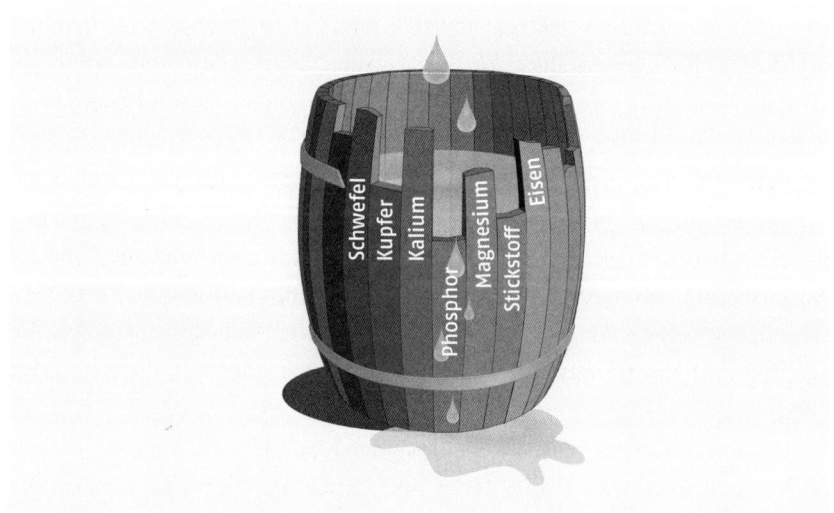

Liebig'sches Fass: Wenn etwas fehlt, wird es nie voll.

ändern dabei die Freisetzung von Sättigungshormonen und triggern auch das Belohnungssystem im Gehirn.

Es gibt also gut 10 000 sekundäre Pflanzenstoffe, vermuten die Forscher. Zufuhrempfehlungen bestehen bislang nicht. Da die Stoffe untereinander noch durch Synergieeffekte ihre Wirkung gegenseitig quasi unerfassbar verstärken, wird es vermutlich niemals Empfehlungen geben. Wie viele der Substanzen auch auf die Sättigung wirken, weiß noch niemand. Selbst diese Spinatstudien sind brandneu, aus dem Jahr 2015 und 2016. Aber Provenza vermutet, der Körper kennt sich bereits jetzt damit aus. Und erst wenn er alles hat, was er braucht, kann er sich beruhigt zurücklehnen und das Verlangen nach Essen stoppt. Mit stark verarbeiteten nährstoffarmen Lebensmitteln, die solche aktiven Stoffe nicht enthalten, sondern nur die immer wieder gleichen Substanzen liefern, bleibt das Sattsein auf der Strecke.

Der Wildbiologe vergleicht die Sättigung mit dem Liebig'schen Gesetz für den Aminosäurebedarf und die Fähigkeit, daraus Eiweiß zu bilden. Provenza dichtet es um auf den gesamten Nährstoffbedarf und die Fähigkeit, satt zu sein. Selbst wenn nur ein kleiner Bestandteil fehlt, ein Nährstoff, das schwächste Glied in der Kette, hört der Körper nicht auf, seinen Wunsch nach Essen auszudrücken. Liebig nutzte das Bild eines mit Wasser gefüllten Holzfasses um diesen Zusammenhang zu erklären: Wenn auch nur eine

Holzplanke zu niedrig ist, läuft das Fass stetig bis auf Höhe dieser Planke leer. Bei Liebig bedeutet das, dass trotz großer Eiweißmengen, die gegessen werden, daraus wenig Körpereiweiß aufgebaut wird, wenn eine entscheidende Aminosäure als Eiweißbestandteil fehlt. Ein limitierender Faktor hält alles auf. Die höheren Planken stehen wirkungslos oberhalb der Wasseroberfläche. Dann will der Körper mehr essen, bis der Nährstoffbedarf erfüllt ist. Obwohl vielleicht längst viel mehr Kalorien als nötig angekommen sind, fehlt es noch an Vitaminen, Mineralstoffen, anderen Substanzen. Und wenn der Körper nun keine Wahl hat, weil es zum Beispiel nur Fertigpizza gibt oder er nur Burger kennt, wird er wieder versuchen, diese Stoffe daraus zu beziehen.

Die Forscher wiesen diesen Mechanismus beim Vieh zumindest nach: Die Tiere haben sich zum Beispiel mit Energie und Protein schlichtweg überfressen, wenn die Mineralstoffe auf der Strecke blieben. Essen, das reich an Vitaminen, Mineralstoffen, aber auch an stoffwechselwirksamen sekundären Pflanzenstoffen ist, ist also eine Grundvoraussetzung dafür, dass wir aufhören können, wenn wir wirklich satt sind. Das Stoppsignal kann erst kommen, wenn alle potenziell limitierenden Substanzen bereitgestellt werden müssen, die die Zellen brauchen.

Ein wesentliches Hindernis für den gesunden Appetit sind also vielleicht Lebensmittel, in denen Geschmack und Nährstoffe entkoppelt sind. Solche neuartigen Lebensmittel, wie Hühnerfrikassee ohne Huhn, Salatsaucen mit Kräuteraroma statt frischen Zutaten könnten uns also vom Zugang zu diesen wegweisenden Wirkungen abhalten, sagt der Geschmacksforscher. Sie geben falsche Botschaften und bewirken Fehlprogrammierungen. Besonders bedenklich sei es auch, wenn Lebensmitteln Vitamine oder andere Nährstoffe zugesetzt werden, wie bei vitaminisierten Aloe-Vera-Keksen, die dann plötzlich völlig außerhalb des normalen Essumfeldes auftreten. Sicherlich spielen die zugefügten Aromastoffe ebenfalls eine entscheidende Rolle (mehr dazu auf Seite 106). Dadurch entsteht eine scheinbar große Geschmacksauswahl, die Vielfalt der Zutaten und entsprechend die der Nährstoffe kommt aber nicht hinterher. Eine Geschmacksverwirrung sozusagen. Überhaupt bemängelt Provenza die fehlende Vielfalt: Allein 400 000 Pflanzenarten gibt es auf der Welt. Menschen essen davon nur ein paar tausend, einige hundert werden angebaut. Weniger als ein Dutzend macht ca. 80 Prozent der weltweiten Getreideproduktion aus. Das zeigt, wie beschränkt unsere Auswahl ist. Dazu gehört etwa, dass bei uns als Getreide überwiegend Weizen angebaut wird, in den USA vor allem Mais.

Fakt ist: Weder Tier noch Mensch entscheiden sich nur für ein Lebensmittel, wenn sie die Wahl haben. Sie alle suchen nach Vielfalt und einem Mix, und das ist auch gut so. Die Angst davor, dass man bei großer Auswahl zu viel isst, ist ein Trugschluss. In meinen Coachings nenne ich das den Buffet-Effekt. Viele Menschen bringen ungefähr folgende Vorstellung mit: „Wenn da so viele leckere Sachen stehen, dann überesse ich mich immer." Sie überessen sich nicht, weil da so viele leckere Sachen stehen, sondern weil sie sich selbst Angst und Stress machen. Sie stressen sich damit, dass sie diese Sachen nicht essen sollten oder mit einem „na-gut-nur-noch-einmal-und-morgen-dann-diät-oder-extra-joggen" (mehr dazu auf Seite 115).

Geschmack = Wirkung

Wer das Rätsel des Geschmackserlebens löst, kann die Gesundheit verbessern.

„Wer das Rätsel des Geschmackserlebens löst, kann das Wohlbefinden, die Gesundheit und nicht zuletzt die Lebensfreude der Menschen verbessern", verspricht die Ernährungswissenschaftlerin und Trendforscherin Hanni Rützler in ihrem Food Report 2017. Darum prognostiziert sie, dass zukünftig im Essen immer mehr Wert auf wirklich guten Geschmack gelegt wird. „Köche und Lebensmittelingenieure suchen nach neuen Rohstoffen und Zutaten, um das in der natürlichen Vielfalt schlummernde Geschmacksspektrum zu erweitern. Sie experimentieren mit neuen Zubereitungsarten und Technologien und werden dabei in Zukunft noch mehr auf die Unterstützung von Wissenschaftlern im Grenzbereich von Molekularbiologie, organischer Chemie, Ingenieurswissenschaften, Nanobiotechnologie, Psychologie und Informationstechnik setzen."

So eine großartige Zukunft liegt also vor ihm, vor dem Geschmack. Ein Grund für die positive Wirkung auf die Gesundheit liegt vermutlich in der Koppelung von Geschmack und Wirkstoffen. Das habe ich als die Sprache *Geschmackisch* bezeichnet (s. Seite 43). Durch den Geschmack gibt uns das

Essen Informationen über seine Wirkung. Das eine ist quasi das Wort, das andere die Bedeutung. So tauchen die zwei normalerweise immer als Team auf. Wenn Kühe Kräuter fressen, hat der Käse ein feineres Aroma, aber zum Beispiel auch wesentlich gesündere Fettsäuren. Regelrechter Herzschutz-Käse von den Almen, auf denen die Kühe Kräuter fressen konnten, kann gut viermal mehr gesunde Omega-3-Fettsäuren enthalten als ein normaler Cheddar und er schmeckt auch intensiver, so ein Käse. Bitterschokolade steckt voll echtem Kakao, der ihr das intensive, tiefgehende Aroma schenkt. So richtig zum Nachschmecken. Diese Schoko-Bitterstoffe werden als Flavonoide bezeichnet und sollen unter anderem als Pflanzenmedizin für uns im Krebsschutz wirksam sein, als Zellschutz und Entzündungshemmer, können vermutlich den Blutdruck regulieren und das Immunsystem stärken. Denen, die in der Superfood-Abteilung einkaufen, ist das vielleicht bereits von den trendigen Cocoa-Nibs bekannt. Eine Vielzahl von Menschen bewertet Schokolade noch immer in Kalorien, nicht nach der Geschmacksintensität.

Direkt auf die Wirkung im Körper geschaut hat ein Team der Humanernährung der Universität von Sydney, Australien. Wie wirkt Wildfleisch? Dies testeten sie in einem Vergleichstest mit zufällig gewählten Fleischessern. Die australischen Probanden bekamen erjagtes Kängurufleisch zu essen, in einem zweiten Test dann ein Wagyu-Rind aus üblicher Viehhaltung. Nach dem Wildfleisch stiegen die Entzündungsmediatoren im Blut deutlich geringer an, als nach dem Rind. Ein hohes Maß von Entzündungsmediatoren kann unter anderem die Entstehung der typischen Zivilisationserkrankungen wie Herz-Kreislauf-Erkrankungen, Diabetes und Krebs begünstigen. Das Wildfleisch scheint also gesünder zu sein.

Die Logik ist eigentlich einfach: Wenn die Pflanze einen guten Boden hat, bekommt sie bessere Nährstoffe. Wenn sie sich ohne Pestizide sich durchbeißen musste, entwickelt sie als Schutzstoffe mehr sogenannte Phytochemikalien, die auch unseren Körper schützen. Die guten Substanzen, die die Tiere fressen, landen in Milch und Fleisch und sind dort sogar verdichtet und angereichert. Die Pflanzenmedizin aus Wildkräutern, Gräsern, Früchten, Knospen und anderem Kängurufutter etwa reichert sich im Fleisch an und wirkt dann im Menschen weiter. Die schlechten Stoffe reichern sich natürlich ebenfalls an, wenn wir jetzt mal an Pestizide oder Medikamente wie Antibiotika denken – aber auch die nicht so gesunden Stoffwechselprodukte, die zum Beispiel Wiederkäuer in ihrem Verdauungssystem bilden, wenn sie nur mit Getreide gefüttert werden.

Wenn ein Essen dem Körper nun so gute Wirkungen schenkt, dann speichert er das quasi als positive Erfahrung ab. Jetzt besteht die Möglichkeit, es bei Bedarf wieder abzurufen. „Kürbissalat wäre jetzt genau das Richtige." Oder: „Die Hühnersuppe hat mir so gut getan, als ich krank war." Die Rückmeldung bestärkt auch die Schmackhaftigkeit eines Essens, wir werden es umso lieber wieder essen. Um diese Verknüpfung fest zu installieren in der Erinnerung des Geschmacks, wird das Lebensmittel mehr als einmal geprüft. Das Essen muss einige Male gegessen werden, bis die Sache sitzt, sagen die Geschmacksforscher und erwähnen typische Beispiele: Avocado mag man vielleicht nicht beim ersten Mal, aber nach zwei, drei Versuchen, wenn der Körper versteht, was ihm da Gutes geschieht. Wir gewöhnen uns daran, ist unser Eindruck. In Wirklichkeit erkennen wir Stück für Stück, was es uns bringt, dieses Lebensmittel doch zu essen. Bei Kaffee ist es ähnlich, auch bei Bier oder anderen bitteren Dingen. Da ändert sich nicht der Geschmack, sondern der Esser ändert seine Einstellung aufgrund des positiven Feedbacks.

Erst nach mehrmaliger Prüfung sitzt die Geschmackserinnerung.

Dann ist es vielleicht doch keine reine Geschmacksfrage. „Bin ich eher ein süßer Typ?", „Vanille liebe ich.", „Radicchio geht einfach gar nicht!" Es geht darüber hinaus, und wenn wir uns nicht von einem ersten Eindruck oder einer einzelnen schlechten Erfahrung abbringen lassen, uns bewusst den Lebensmitteln aussetzen, erweitern wir Stück für Stück unseren Food Horizont (s. Seite 151). Der Food Horizont ist die Gesamtheit jener Lebensmittelauswahl, die der Esser gut genug kennt oder regelmäßig isst. Ohne ihn kann der Körper sich selbst nicht intuitiv helfen, denn man kann nur Lust auf etwas haben, das man benennen oder beschreiben kann. Dann kann unser Körper auch so weise entscheiden wie der der schlauen Schafe und Ziegen.

Diese Kommunikation ist vielleicht Grundlage für die gesamte Entwicklung der Menschheit. Immer wieder das richtige Essen zu finden, dafür musste die Evolution Wege suchen. Und hat mit dem Geschmack, wie ich finde, eine fantastische Lösung geschaffen.

⬤⬤ Die Datenbank des Appetits

Das Wort *Appetit* kommt vom Lateinischen *appetitus cibi* und bezeichnet das Verlangen nach einer Speise. *Appetitus* steht dabei für Verlangen, Begierde, Trieb. Im Englischen wird Appetit oft gleichbedeutend mit Hunger benutzt. Im Deutschen unterscheidet man diese beiden. Hunger steht meist für den körperlichen Drang, *irgendwas* zu essen, Appetit für das lustvoll geprägte Verlangen, etwas Bestimmtes zu essen. Oft wird der Appetit nicht ganz ernst genommen und als ein Wunsch aus dem Kopf, aus der Psyche abgetan, dem man eigentlich nicht nachgehen müsste. Viele wünschen sich, ihren Appetit besser kontrollieren zu können.

Sicherlich ist der Appetit Lust auf etwas Spezielles. Meine Erfahrung aus der Beratung, aber auch die aktuelle Wissenschaft deuten allerdings darauf hin, dass es kein willkürliches Gelüst im Kopf ist. Der Appetit ist sehr weise und arbeitet eng mit den körperlichen Bedürfnissen zusammen. Er ist das Verlangen nach einem speziellen Geschmack und damit auch nach bestimmten Nährstoffen.

Wie kann man sich dieses Zusammenspiel von Nährstoffen und Geschmack vorstellen? Ich erkläre es gern anschaulich als eine Art gigantische Datenbank für Übersetzungen. Der Geschmack wird von unseren Sinnesrezeptoren gescannt und dem Gehirn gemeldet. Das veranlasst entsprechende Meldungen an das Verdauungssystem, die Sättigung und so weiter. Parallel dazu werden ab Mundschleimhaut bereits die ersten aufgenommenen Nährstoffe erfasst und auch hier Anweisungen an die Verdauung gegeben sowie Abstimmungen mit der Energiebalance durchgeführt, also das Sättigungssystem informiert. Irgendwie, so scheint es, werden diese Zusammenhänge erfasst und abgespeichert. In der Datenbank können diese dann bei (Nährstoff-)Bedarf abgerufen werden. Je mehr Daten, desto wahrscheinlicher findet der Körper eine gute Lösung.

„Der Geruchssinn ist der Sinn der Erinnerung und des Verlangens", so beschrieb es der Philosoph, Komponist und Naturforscher Jacques Rousseau. Auch die Forscher unserer Zeit sagen, dass der Geruch ganz eng mit der Erinnerung verknüpft ist – sogar mehr als alle anderen Sinne –, quasi ein direkter Draht zur menschlichen Seele. Der Geruch geht ohne Umweg in das limbische System, den Ort in unserem Gehirn, der für unsere Erlebnisse und Gefühle zuständig ist. Was damit verbunden wird, bleibt hängen. So wie der heiße Kakao bei Oma oder die verdorbene Fischsuppe beim Hafenfest. Und letztlich ist es eben der Geruch, den wir so landläufig Geschmack nennen. Der Geschmack einer Erdbeerkuchens unterscheidet sich mit geschlossener Nase quasi nicht von einer Zimtschnecke – nämlich *süß*. Bei starkem Schnupfen schmecken Sie auch beim feinsten französischen Essen nur die Grundgeschmäcker *salzig*, vielleicht *bitter*, vielleicht *scharf* über die Zunge heraus.

Geruchs- und Geschmackserinnerungen werden also mit den zeitgleich hereinkommenden Nährstoffen des Essens verknüpft. Darauf deuten die Erkenntnisse der Geschmacksforscher hin. Bewiesen ist da natürlich noch nichts. Aber dieses Gedankenmodell ist die Basis, auf der meine Arbeit des intuitiven Essens aufbaut. Es funktioniert. Die Menschen wissen bereits vorher, wie sie sich nach dem einen oder anderen Essen fühlen. Allein schon bei der Vorstellung eines Essens beziehungsweise des Geschmacks haben sie eine Idee, wie es auf sie wirkt. Und wenn sie vor dem Essen kurz in sich gehen, sich so befragen und danach entscheiden, wirklich aus dem Bauch heraus, dann treffen sie hundertprozentig bessere Essentscheidungen. Sie wissen, was ihnen guttut. Mit ein bisschen Training kann das jeder.

Dieses Prinzip des Abgleichens von Geschmack und Wirkung könnte man als eine Art Übersetzung ansehen. Übersetzung für den Appetit. Denn der kann auf der bewussten Ebene nur Lust auf Geschmack haben. Wir gehen selten über den Markt und denken „Hmm … Betacyane, Farbstoffe der Roten Bete, entzündungshemmend und vielleicht sogar antioxidativ! Das wäre jetzt lecker!" Nein, aber wir bekommen vielleicht schlicht und einfach Lust auf Rote Bete, wenn wir sie sehen, oder auf Rollmops, weil uns das jetzt gut schmecken würde. Ganz ohne nachzudenken. Omega-3-Fette kamen vielleicht oft mit Heringsaroma hereingeschwemmt oder mit dem Geschmack von Leinöl, so ein bisschen bitter, ein bisschen fischig. Derartige Zusammenhänge könnten in der Datenbank abgespeichert sein. Vitamin C könnte mit einem sauer-frischem Orangengeschmack verbunden sein oder aber mit Kiwi, Paprika, Kartoffel. Eiweißbedürfnisse laufen

unter Spiegelei beim einen, der andere hat es vielleicht stärker mit Kicher-
erbseneintopf verknüpft. Wenn er schlau ist, erfasst der Körper gleich das
Gesamtpaket des Lebensmittels, gar nicht als einzelne Nährstoffe, sondern
er misst ganz einfach den Effekt. Wie geht es uns nach diesem Essen? Wie
nach jenem? Die gesamte Wirkung des Lebensmittels würde in so einer
Datenbank abgespeichert. Viele kennen vielleicht den Zugriff auf ihre Datenbank: Manchmal tut Pfefferminztee einfach gut. Und heißer Kakao ist
zu einem anderen Zeitpunkt genau das Richtige. Und das wissen wir VOR
dem Trinken. „Nach der Spinatpizza musste ich mich übergeben." Eine
Weile wird diese Person sich vor Spinatpizza eher ein wenig ekeln, egal ob
es an der Pizza lag oder an der Magen-Darm-Infektion, die an diesem Tag
aufkam.

Die Stoffe im Essen – darauf deuten aktuelle Studien hin – gehen ja in
Wechselwirkung miteinander. Das bedeutet, sie potenzieren ihre Wirkung
oder behindern sich darin. Der führende Forscher auf
diesem Gebiet der Wechselwirkungen im Essen ist
David R. Jacobs von der Minnesota-Universität
in den USA. 2013 schrieb er dazu in einem
Leitartikel: „Das Konzept der Lebensmittel-
Synergie geht davon aus, dass die nicht-zu-
fällige Mischung von Bestandteilen eines
Lebensmittels sich im orchestralen Zusammenspiel für das Leben einsetzt, sowohl für
den gegessenen Organismus als vermutlich
auch für das Leben des Essers." Wie in einem
Orchester spielen die Nahrungsbestandteile gemeinsam auf und wirken zusammen weit mehr als die

**Die Mischung
der Bestandteile eines
Lebensmittels
ist nicht zufällig.**

Summe ihrer Teile. Der Gesundheitswissenschaftler war schwer enttäuscht
von der einzelstoff-orientierten Forschung. Das kann ich gut verstehen:
Einfach nur zu schauen, was bei einer bestimmten Dosis von beispielsweise
Betacarotin passiert, ist wenig sinnvoll. Man isst es nie allein, und es allein
zu essen kann sogar ungesund sein. Vor allem für Vitamine wurde in den
letzten Jahren erkannt, dass sie in hohem Maße schaden können, wenn man
sie künstlich und isoliert verabreicht. Von Krebs bis Herzinfarkt verschlim-
merte sich der Gesundheitszustand durch zum Beispiel Betacarotin, zu viel
Vitamin C oder E.

Jacobs findet übrigens, man sollte lieber komplette Ernährungsweisen auf ihre gesundheitlichen Vorteile untersuchen, also zum Beispiel unsere berüchtigte „Western Diet" mit ihren Fertiggerichten, Süßigkeitenautomaten und Kantinenessen im Vergleich zur mediterranen Ernährung mit viel frischem Gemüse, Fisch und etwas Fleisch. Er ist der Meinung, dass sich solche traditionellen Ernährungsmuster langsam und im Einvernehmen mit der Natur, also quasi evolutionär zu unserem Besten entwickelt haben. Da ist es dann egal ob mediterran, japanisch oder die Wikinger-Diät aus dem Norden. Nur die Industriediät, die hat sich keine Zeit gelassen. Langzeitstudien-Ergebnisse der Abteilung Evolution stehen noch aus, erste Anzeichen zeigen eine Entwicklung sogenannter Zivilisationskrankheiten wie Diabetes, Herz-Kreislauf-Erkrankungen, Fettlebern oder Krebs.

„Essen ist viel komplexer als Medikamente, aber es wird erforscht, als ob es einfacher wäre und weniger wichtig", bedauert der engagierte Professor für Gesundheitswissenschaften. Er findet, dass die Forschungsansätze falsch sind. „Die grundlegende, normale Ernährung ist es, was den vielschichtigen Organismus vernünftig arbeiten lässt." Und warnt am Ende noch vor Geldmacherei.

Diese Basis-Ernährung kann natürlich für jeden ein bisschen anders sein. In verschiedenen Ländern zum Beispiel. Zu den cleveren Kombinationen von Lebensmitteln aus den Küchen der Welt gehört etwa die Kombination von Avocado und Tomate, weil hier die Carotine der Tomate mit dem Avocadofett besonders gut aufgenommen werden, was für eine gewisse Küchenweisheit im Guacamole, dem Avocado-Tomaten-Dip der Mexikaner, spricht. Auch Mais und Bohnen, in Lateinamerika traditionell oft kombiniert, bilden einen solchen wertvollen Mix, der für besser verwertbares Eiweiß sorgt. Oder Reis und Linsen mit demselben Nebeneffekt im indischen Dhal, Pilav und Kichererbsen in der osmanischen Küche, Kartoffelbrei mit Spiegelei bei uns. Kümmel am Kohl hat sich bewährt, ebenso wie der Kreuzkümmel im Linsencurry. Weißkohl einzulegen und auf die Wirkung der Mikroorganismen zu warten, konserviert die Vitamin-C-Quelle und führt zum viel besser verdaulichen Sauerkraut. All diese Zubereitungen und Kombinationen. Sie wurden in den Küchen der Welt geschmacklich ausgebaut und etabliert, bis sie heute einfach als schmackhafte Klassiker gelten. So haben sich auch Geschmack und Wirkung geschickt gepaart.

Appetit als Wegweiser

Über Geschmack lässt sich bestimmt streiten, aber in einer Sache sind sich sicher alle einig: Geschmack ist ein wesentlicher Grund dafür, welches Essen wir essen und welches nicht.

Wenn der Geschmack die Sprache ist, in der das Essen und die essende Person miteinander kommunizieren, dann ist der Appetit unsere interne Sprache. Der Körper bestellt sein Essen und meldet dem Kopf die Essgelüste. Er ist quasi der Ansager.

Soweit haben wir also die Sprache des Geschmacks verstanden und eine Vorstellung davon, wie der Körper sie anwenden könnte. Damit die Datenbank des Geschmacks ein ultimatives Instrument zur Orientierung wird, muss sie natürlich im Laufe des Lebens aufgebaut und mit Essens-Geschmack-Vokabel-Paaren versehen werden. Sie startet zurzeit der Zeugung quasi bei null, durchläuft in Schwangerschaft und Stillzeit eine Vorentwicklungsphase, sozusagen als Alpha-Version. Auf den Markt kommt die Software als Beta-Version, wenn das Kind beginnt, selbst zu essen, und wird von nun an kontinuierlich weiterentwickelt und angefüllt.

Dass das Upgrade funktioniert, sollten die berühmten Studien der amerikanischen Kinderärztin Clara Davis zu Beginn des letzten Jahrhunderts zeigen. Davis steckte bereits damals in der Frage, ob Ernährungsempfehlungen der richtige Weg zur Gesundheit seien oder inwiefern eine versorgende, gute Ernährung über die körpereigene Weisheit zu erreichen sei.

Sie testete in ihren Experimenten zwischen 1926 und 1939 den Instinkt von 15 gerade abgestillten Babys. Dazu ließ sie die Krabbler, die noch nie mit fester Nahrung in Kontakt gekommen waren, selbst bestimmen, was sie essen wollten. Für sie gut greifbar auf einem Tablett serviert bekamen sie eine Auswahl von 34 Lebensmitteln, die nach Meinung der Forscher ausreichend war, um sich gut zu ernähren. Wasser, Milch, Sauermilch, so startet die Liste der Kinderärztin, Meersalz, Orangensaft, Äpfel, Bananen und weitere Früchte sind dabei, Tomaten, Rote Bete, Spinat und mehr Gemüse, Kartoffeln, Weizen, Hafermehl, Gerste und Roggen-Knäckebrot, Rind, Lamm, Hühnchen, Schellfisch und dann noch einige Dinge, die die wenigsten Erwachsenen wohl je freiwillig wählen würden: Knochenmark und Gelatine, Kalbsbries, Leber, Hirn. Manches gab es sowohl roh als auch gekocht, anderes nur in einer Variante.

Jedes Kind bekam jedes der Lebensmittel angeboten bei jeder Mahlzeit. Die Erwachsenen, Krankenschwestern, saßen dabei, mit einem Löffel gewappnet und durften sich nicht rühren. Nur und wirklich nur dann, wenn das Kind nach einem Lebensmittel griff oder darauf zeigte, boten sie ihm einen Löffel davon an. Wenn es den Mund öffnete, reichten sie das Essen hinein. Und warteten auf den nächsten Befehl. Die Kinder aßen auch mit den Händen, wovon sie selbstverständlich niemand abhielt, sie spielten vermutlich mit dem Essen und testeten sich durch. Anfangs war da kein Zeichen von gezielter Auswahl zu sehen, beschreibt die Studie. Die Kinder probierten herum, lutschten am Essen, aber auch am leeren Löffel, kauten auf dem Geschirr herum, nuckelten an einem Stück Papier. Zu Anfang verkosteten alle von ihnen die größte Anzahl von Lebensmitteln, dann langsam wurden sie zielstrebiger. Sie orientierten sich also allein in dieser für sie neuen Esswelt. Eine Studie, wie man sie heute nicht mehr machen dürfte.

Kritiker bezeichnen sie als unethisch und unsauber in der Methodik. Es hätte gefährlich werden können für die Kinder und die Situation im Experiment sei überhaupt unrealistisch und damit irrelevant für die Praxis. Befürworter blicken auf die erstaunlichen Ergebnisse und nehmen sie zumindest als Hinweis. Studienleiterin Davis schlussfolgerte nach sechs bzw. 12 Monaten Versuchsdauer: Die Selbstauswahl der Lebensmittel ist eine sichere Methode, nach dem Abstillen zum Essen zu kommen. Kinder können einfache natürliche Lebensmittel verdauen. Die Verdauung der selbstausgewählten Lebensmittel im Experiment war optimal. Die Kinder im Experiment zeigten optimales Wachstum, Vitalität und Wohlbefinden, auch die Entwicklung von Gewicht, Knochen und Muskulatur war nicht zu beanstanden.

> Die Selbstauswahl der Lebensmittel ist eine sichere Methode, nach dem Abstillen zum Essen zu kommen.

Nicht allen Kindern ging es gut vor dem Experiment. Vier waren unterernährt, fünf zeigten rachitische Erscheinungen. Rachitis ist eine Erkrankung des Knochens, bei der die Mineralisierung gestört ist; „Knochenerweichung" nennt man sie auch. Calciummangel bzw. ein Mangel an Vitamin D ist die häufigste Ursache; das Vitamin hilft das Calcium im Darm ausreichend aufzunehmen und in den Knochen einzulagern. Der kleine Junge, der zuallererst ins Experiment aufgenommen wurde, hatte die schlimmsten Symptome. In dem Alter sind das vermutlich Verstopfungen, eine schlaffe Bauchdecke, Krämpfe und Veränderungen am Skelett. Eine quadratische Verformung des Schädels ist typisch, kleine Auftreibungen an der Knochen-Knorpel-Grenze der Rippen, der sogenannte rachitische Rosenkranz, verzögerter Zahndurchbruch sowie O-Beine. So ging es dem Kleinen. Er bekam bei jeder Mahlzeit ein kleines Schälchen mit Lebertran angeboten. Lebertran, das Öl aus der Leber von Fischen, ist eine gute Quelle für Vitamin D und soll gegen Rachitis helfen. Das nahm er manchmal, unregelmäßig, mal wollte er mehr, mal weniger. Aber nur bis seine Calcium- und Phosphatwerte im Blut normal waren und die Röntgenaufnahmen zeigten, dass die Rachitis geheilt war. Etwa ab diesem Zeitpunkt ließ er den Lebertran stehen. Die weiteren Kinder mit der Knochenstörung versorgten sich aus den anderen Lebensmitteln ausreichend, und auch sie entwickelten sich prächtig.

Clara Davis fühlte sich wohl in keiner besonders akzeptierten Position mit der von ihr erforschten Thematik der selbstbestimmten Nahrungsauswahl, sie verteidigt ihre Ergebnisse über den Appetit als Wegweiser deutlich in der Veröffentlichung. Obwohl sie eigentlich direkt an der Entwicklung der Kinder, also wie man heute sagen würde am „outcome", interessiert war, rechnete sie für alle Fans der Ernährungsstandards gleich mit vor, wie es um die Nährstoffaufnahme stand.

Die insgesamt etwa 36 000 Mahlzeiten wurden protokolliert, Mengen erfasst, und daraus ergab sich: Durchschnittlich wählten die Kinder etwa 17 Prozent der Nahrungsenergie aus Eiweiß, 35 Prozent aus Fett und 48 Prozent aus Kohlehydraten. Im Vergleich dazu die heutigen Empfehlungen der sogenannten optimierten Mischkost des Forschungsinstituts für Kinderernährung in Dortmund, die sich auf die Referenzwerte der Deutschen Gesellschaft für Ernährung beziehen: 13,8 Prozent der Energie aus Protein, 32,8 Prozent aus Fett und 53,4 Prozent aus Kohlehydraten. Die Variation zwischen den einzelnen Kindern war groß. Manche aßen weniger Protein, etwa 9 Prozent, andere sogar 20 Prozent. Jedes Essmuster zeigte eine komplett andere Verteilung. 15 Kinder, 15 verschiedene Appetitstrukturen. Die Esslust änderte sich bei jedem Kind ständig und unvorhersehbar. Spannende Kombinationen entstanden, was sicher sehr unterhaltsam war für das Studienpersonal. Orangensaft und Leber zum Frühstück, am Abend dann mehrere Eier, Banane und Milch.

Keines der Kinder wählte übrigens überwiegend Getreidebrei und Milch, wie es damals und heute als Basis für die einzuführende Beikost empfohlen wird. Das betonte die Kinderärztin besonders.

Ein weiterer Effekt der Essmethode: viel Freude am Essen. Die Kinder hüpften wohl schon erwartungsfroh auf und ab, wenn ihnen das Essen ans Bett gebracht wurde. So liest man es in der Studie. Sie konnten es kaum abwarten und ließen sich nur ungeduldig das Lätzchen anlegen. Sie aßen hochkonzentriert etwa 20 Minuten. Nach der ersten Sättigung pickten sie noch hier und da ein bisschen mehr hinterher. Irgendwann spielten sie dann nur noch mit dem Löffel oder boten ihren Aufpasser Essen an. Das klingt doch wirklich herrlich friedlich.

Über den Appetit sagt sie, dass er nicht angeboren sei, sondern entwickelt wird, und zwar in der Test- und Experimentierphase der Kinder. Nach dem Trial-and-Error-Prinzip. Natürlich gibt es in der Realität eine kulturelle Vorauswahl, es kommt einfach zu Hause nicht jede Pflanze und jedes Tier auf den Tisch, sondern eben ein landes- oder familienüblicher Mix. Da liegt auch eine Fehlbarkeit des Prinzips: Wenn die Kinder nur Getreidemilchbrei angeboten bekommen, dann hat ihr Appetit keine Chance, korrekt zu lernen und zu wählen. Ein ausreichend weiter Food Horizont (s. Seite 151), die Vielfalt an Lebensmittel, denen der Körper ausgesetzt wird, ist also die Grundlage, damit das funktioniert. Ist der einmal aufgebaut, die Datenbank mit ausreichend Information gefüttert, funktioniert der Appetit wunderbar als Wegweiser, so die Schlussfolgerung aus der Studie.

Eine weitere Verzerrung tritt laut Davis ein, sobald verarbeitete Lebensmittel auf den Tisch kommen, sie nennt hier Zucker und Weißmehl. Mit aromatisierten, extrudierten, gefriergetrockneten, geschäumten und aufgepufften Lebensmitteln musste sie sich damals noch nicht beschäftigen. Sie räumt allgemein ein, dass eine selbstgewählte Ernährung keinen oder nur fraglichen Nutzen haben würde, wenn die Lebensmittel minderwertig seien. Mit unserer durchschnittlichen Industriekost wäre das also nicht möglich (s. Cafeteria Diet, Seite 97).

Zurück zu den Kritikern: Ja, sicherlich kann man die Studie nach heutigen Kriterien zur Aussagekraft der Ergebnisse herunterreden. Und bestimmt ist es theoretisch möglich, dass Clara Davis ihre Ergebnisse nur ausgedacht hat. Heutzutage werden Forscher immer wieder dabei ertappt, ihre Daten zu schönen und zu fälschen. Wenn sie tatsächlich einfach nur ein

Ammenmärchen geschrieben hat beziehungsweise ein Beikostmärchen, dann hat sie das jedenfalls mit sehr viel Hingabe und authentischen Anekdoten getan. Sie beschreibt es so lebendig, dass ich es schon allein wertvoll finde, um sich einfach einmal dieser Idee zu widmen: Was, wenn Kinder voller Freude essen würden? Kein Geschrei und keine Tränen? Kerngesunde Kinder, aus denen mit großer Wahrscheinlichkeit einmal erwachsene Menschen mit einem ganz starken, selbstbestimmten Appetit werden?

Im englischsprachigen Raum ist dieser Traum bereits umgesetzt wurden. *Baby led weaning* nennt sich die Anti-Breikost-Ernährung für das selbstbestimmte Essen der Kinder. Nach Deutschland schwappt sie seit ein paar Jahren, meist unter dem englischen Namen, abgekürzt als BLW oder als „Beikost ohne Brei". Ihre Vertreter beziehen sich auf Clara Davis, auf die guten Erfahrungen und einige aktuelle Studien. Wesentlicher Unterschied: Sie empfehlen, den Kindern Essen in kleinen Stücken anzubieten, die die Kinder selbst greifen können.

Was ist eigentlich so absurd an der Vorstellung, dass die Natur einen eigenen, nicht kognitiv gesteuerten Mechanismus eingebaut hat, um uns gesund zu ernähren? Das fragte sich vermutlich auch die Forscherin Ellen Townsend, Psychologieprofessorin an der Universität von Townsend. Sie untersuchte zumindest 155 Eltern-Kind-Paare und fand, dass die vom Baby geleitete Essauswahl wunderbar funktioniert. In ihrer Studie „Baby knows Best" resümiert sie, dass das BLW die inneren Signale des Kindes stärkt und das Dickwerden der Kinder im späteren Leben verhindert.

Britische Forscher der Swansea University für Gesundheitswissenschaften untersuchten 2015 den Einfluss dieser Methode auf den Umgang des Kindes mit dem Essen. Ergebnis der Studie an 298 Mutter-Kind-Paaren: Die BLW-Kinder wussten besser, wann sie aufhören sollten. Sicheres Sättigungsgefühl, weniger Ablenkung beim Essen und mehr Freude daran, das waren die vielversprechenden Ergebnisse. Natürlich muss, wie immer, noch erheblich weitergeforscht werden. Viele deutsche Mamis praktizieren es aber schon mit Begeisterung. In großen deutschen Städten wie Berlin gibt es bereits die Breifrei-Kost im Workshop zu erlernen. Und in Holland denkt ein Forscherteam sogar schon einen Schritt weiter und findet: „Wir müssen die Gesundheitstrainer besser ausbilden, damit sie den vielen Müttern helfen können, die BLW umzusetzen." Richtigkeit und Machbarkeit werden nicht mehr in Frage gestellt.

Ess-Coach von innen

In der Realität des Alltages haben viele Menschen Angst vor der freien Wahl. Besonders wenn sie ein reichhaltiges und wohlschmeckendes Angebot umfasst. Ich nenne es den Buffet-Effekt. Sich hier nicht ausgeliefert zu fühlen, sondern genau diese Vielfalt als Chance zu nehmen, das ist etwas, was viele Menschen wieder lernen müssen. Statt sich den Kopf zu zerbrechen, sollten sie genau in diesem Moment nach innen gehen und ihren ehrlichen Appetit nutzen – den individuellen Ess-Coach von innen.

„Was will ich wirklich?", sollte die Frage lauten statt „Wie viel darf ich?" oder „Was soll ich oder was sollte ich nicht essen?" Dazu braucht es natürlich ein selbstbewusstes Vertrauen, wie es der dänische Geschmacksforscher Per Møller ausdrückt. Er ist sich sicher: Bei der guten Schokolade kommt auch das ehrliche Stoppsignal. Kritisch wird es vielleicht, wenn ich ein Buffet mit minderwertigen Zutaten habe, bei dem die erblickte Vielfalt nicht durch den Geschmack befriedigt werden kann. Ein Frühstücksbuffet vielleicht mit übersüßten Marmeladen, künstlichen Käsecremes, einen Gouda ohne Geschmack, Brötchen, bei denen man hinterher nicht mehr so genau weiß, ob man sie gerade gegessen hat oder nicht, Billigbutter, die dem Gaumen nicht schmeichelt. Alles so Sachen ohne Nährwert und ohne Geschmacksfreude. Dieser Unterschied wird immer deutlich bei mir in Beratung oder Kochseminaren: Je intensiver ein Essen schmeckt, desto weniger essen die Menschen davon. Wenn es aber fade schmeckt, keine Botschaften reinkommen, nichts, das wirkt, gibt es eben auch keine Stoppmeldung nach oben. Kein „nun ist aber mal gut langsam". Ein ehrliches Lebensmittel gibt ehrliche Botschaften an den Körper. Dann muss man nur lernen, diese Botschaften wieder wahrzunehmen. Dem eigenen Körper immer wieder gut zuzuhören statt sich den Kopf zu zerbrechen. Das fördert Stück für Stück die Körperweisheit und die richtige Essentscheidung fällt immer leichter.

> Bei guter Schokolade kommt ein ehrliches Stoppsignal.

Appetit lass nach oder abnehmender Zusatznutzen

Ich vergleiche die einsetzende Sättigung beim Essen gern mit der abflachenden Kurve des sogenannten abnehmenden Zusatznutzens. Der Begriff des Zusatznutzens stammt aus der Ökonomie und beschreibt Gesetzmäßigkeiten der Bedürfnisbefriedigung. „Die Größe eines und desselben Genusses nimmt, wenn wir mit Bereitung des Genusses ununterbrochen fortfahren, fortwährend ab, bis zuletzt Sättigung eintritt", so beschreibt es der Entwickler dieser Theorie, der Volkswirt Hermann Heinrich Gossen. Mehr von einer Sache bedeutet seiner Meinung nach erst einmal mehr Nutzen, mehr Genuss. Also keine Schuhe sind schlecht. Schuhe haben ist gut. Mehr Schuhe haben ist besser. Noch mehr sind noch besser. Aber es wird immer weniger; ab einer gewissen Menge bringt es nicht mehr Nutzen, noch mehr Schuhe zu haben. Irgendwann wird es sogar eine Last, der Nutzen nimmt ab. Zeichnet man das Ganze als Kurvenverlauf zwischen Schuhen auf der horizontalen Achse und mehr Nutzen auf der senkrechten Achse, dann ist diese Kurve erst sehr steil und flacht bald ab.

So ist das beim Essen. Bin ich sehr hungrig, ist der erste Bissen vom Käsebrot gigantisch. Esse ich weiter, schmeckt es mir noch immer hervorragend und tut gut. Irgendwann schmeckt es weniger gut, nimmt die Begeisterung am Geschmack ab. Es kommt eine Phase, in der nicht mehr viel passiert. Und wenn ich dies überhöre, wird mir beim vierten Käsebrot

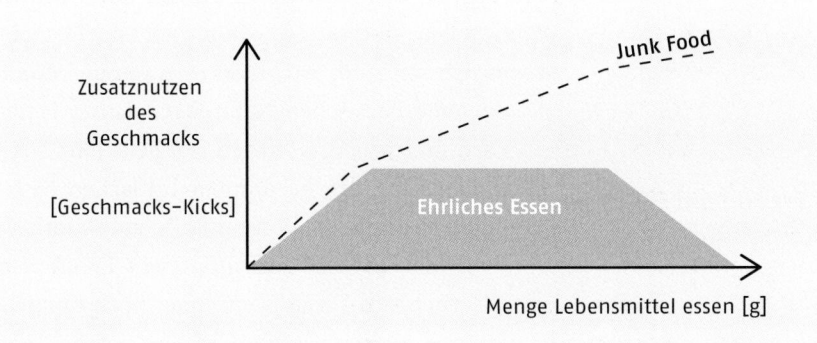

Zusatznutzen

schon langsam schlecht. Bei echtem Überessen entwickeln wir Ekel gegenüber einem Geschmack, den wir anfangs vielleicht wirklich mochten.

Ein anderes Beispiel ist Kaffee. Falls Sie Kaffee trinken, fragen Sie sich mal, wie der erste Kaffee am Morgen schmeckt und wie der fünfte, frühnachmittags im Meeting. Die Kunst ist, seine Wahrnehmung so zu schärfen, dass diese Geschmacksunterschiede wieder gespürt werden, und dann danach zu handeln. Nur essen, was uns wirklich ehrlich richtig gut schmeckt, wo uns der nächste Bissen noch einen großen Zusatznutzen bringt. Wir haben den Luxus, so dekadent *Nein* zu sagen in unserer Welt des Überflusses. Genaugenommen müssen wir diese Strategie nutzen, weil wir im Überfluss leben.

Interessant auch: Es riecht nicht mehr so lecker, wenn man satt wird. Je mehr man von einem Lebensmittel gegessen hat, desto weniger interessant findet man den Geruch des Essens, fanden französische Forscher des Zentrums für Geschmack und Ernährung in Dijon heraus. Das Geschmacksvergnügen beim Essen wurde auch geringer, aber nicht so deutlich. Nebenbei haben sie gleich ertestet, wie sich guter Geschmack auf die Sättigung auswirkt. Nicht-aufhören-Können gilt oft als Problem für Übergewichtige. Im Experiment haben sie aber nicht mehr gegessen als die Dünnen, solange es sich um die normalen Basics handelt: unverarbeitetes Essen – Ananas, Gurke, Pistazien. Mit Käsekuchen, Chicken McNuggets oder Chili con Carne aus der Dose haben sie es nicht getestet.

Oft wurde gezeigt, dass uns Essen einfach besser schmeckt, wenn wir Hunger haben. Auf Hirnebene könnte man sagen, dass die speziellen Neuronen im Gehirn den Geruch von Essen nur dann in Wohlgefallen übersetzen, wenn wir noch nicht wirklich satt sind. So erklärt es etwa eine Studie der amerikanischen Neurologen James Howard und Jay A. Gottfried aus dem Jahr 2015 oder eine des berühmten britischen Sättigungsforschers Edmund Rolls aus Oxford.

Mehr Freude am Essen, wenn man Hunger hat.

Man hat also eindeutig mehr Freude am Geruch von Essen, wenn man noch hungrig ist, das sagen viele Studien. Das gehört alles zur sensorisch spezifischen Sättigung, ein absolut angesagtes Forschungsthema, bei dem es noch viel zu tun gibt. Vor allem müsste man einmal schauen, ob die gemessenen Effekte wirklich im wahren Leben auch so vorkommen.

Im Sinne des abnehmenden Zusatznutzens des Essens kann man aber einen Aspekt schön anwenden: Wenn es einfach nicht mehr so gut schmeckt, dann mal Pause machen und nachspüren, ob man vielleicht gerade schon satt geworden ist. Geschmack ist die Sprache, Appetit ist der Wegweiser.

3 Bauchgefühl

Intuition und selbstbestimmtes Essen

„Intuition – Der unterschätzte Faktor" titelte das Wirtschaftsmagazin *brand eins* im November 2016. Sowas geht heutzutage: Bauchgefühl mitten in der von Zahlen, Daten, Fakten beherrschten Ökonomie. Hier räumt ein straighter deutscher Unternehmer wie Frank Thelen ein, dass Entscheidungen auf Basis eines Wissens ohne den Verstand für ihn total wichtig sind. „Das ist meine magische Formel ;-) Bauchgefühl, Erfahrung, Intuition, oftmals schwierig #fragfrank #dhdl" twitterte der CEO der Risikokapitalfirma e42, Multimillionär und Jury-Mitglied als Investor bei der VOX-Sendung *Höhle der Löwen* im August 2016.

Intuition nennt man laut Duden das unmittelbare, nicht auf Reflexion beruhende Erfassen eines Sachverhaltes oder eines komplizierten Vorganges. Es gab Zeiten, da wurde so etwas ein bisschen abwertend als Eingebung abgetan.

Jetzt wird sie gerade Trend, die Intuition, und zwar nicht nur in der Wirtschaft. Auch in der Wissenschaft ist sie angekommen. Zum Beispiel beim Essen. Vor Jahren noch hätte man das intuitive Essen weit, weit in die esoterische Ecke abgeschoben. Ganz bestimmt hinter Brukers Vollwertkost, eher so in Richtung Lichtnahrung. Heute dagegen gibt es ernsthafte Forschung dazu, dass man sich nicht nur auf sein Bauchgefühl verlassen kann, sondern sogar sollte.

Wenn es um Essen geht, ist das Bauchgefühl konkreter und greifbarer als bei Investitionsentscheidungen. Beim intuitiven Essen geht es darum, die inneren Signale für Hunger und Sättigung wahrzunehmen und sich davon leiten zu lassen. Zu essen, wenn man hungrig ist, und aufzuhören, wenn man satt wird.

Dazu gehört aber auch, die Meinung anderer auszublenden und sich weder von Ernährungsempfehlungen noch von Essverboten durcheinanderbringen zu lassen. „Ich hatte das Gefühl, dieses Essen gibt es nie wieder“, „alle anderen haben auch gegessen“ oder „es war Essenszeit“ sind typische Gründe dafür, zu essen, obwohl man satt ist. „Es war zu spät am Abend“ oder „ich spare mir eine Mahlzeit, um nicht zuzunehmen“ sind typische Gründe für das Unterdrücken von Hunger. Beides ist unintuitiv.

Schadet dem Sättigungssignal: Hunger unterdrücken.

Aber sie fühlen nicht nur besser – die intuitiven Esser sind in der Regel auch schlanker. Das weiß man spätestens seit 2016: Mehr als 11 000 Männer und etwa 40 000 Frauen wurden für eine Studie von einer Pariser Universität zu ihrem Gefühl für Hunger und Sättigung befragt und ihr Gewicht wurde erfasst. Natürlich könnte man jetzt darüber streiten, ob sie weniger Gewichtsprobleme haben, weil sie intuitiv essen, oder ob sie intuitiv essen, weil sie nie Gewichtsprobleme hatten und noch nicht ins Diät-Denken reingeraten sind. Ob so oder so: Ich finde, dass beide Sichtweisen *für* das Essen nach dem Bauchgefühl sprechen.

Eine führende Forscherin zum intuitiven Essen in Deutschland ist die Diplompsychologin Beate Herbert, habilitierte Privatdozentin und Gastprofessorin an der Universität Tübingen. Das Motto „Höre auf Deinen Körper“ hat sie für ihre Studien zum Thema gemacht. Zu ihren Forschungsschwerpunkten gehören die Regulation des Essverhaltens, psychisch-körperliche Mechanismen der Regulation gesunden und gestörten Essverhaltens sowie Essstörungen und Adipositas.

Ich wollte etwas genauer wissen, was Frau Professor Herbert über das intuitive Essen denkt. In einem kleinen Interview erfahre ich, dass sie ursprünglich im allgemeineren Bereich der Körperwahrnehmung geforscht hat. Besonders interessiert sie sich hier für die sogenannte interozeptive Wahrnehmung. Interozeption ist die Wahrnehmung und Verarbeitung von Signalen aus dem Körperinneren, also aus den Organsystemen. Irgendwann war für sie klar, dass diese Form, sich zu spüren, viel mit unserer Art zu essen zu tun hat. Denn meistens ist in unserer heutigen Zeit Körperwahrnehmung kaum mehr möglich bzw. sind wir auch dazu genötigt, unsere Körpersignale zu ignorieren. So auch die Wahrnehmung von Hunger und Sättigung. Herbert begegnete der US-amerikanischen Forschung zum intuitiven Essen. Tracy Tylka, Professorin für Psychologie und Spezialistin für Essverhalten, hat an der Ohio State Universität einen mittlerweile häufig genutzten Fragebogen entwickelt; mit ihm kann man Menschen danach befragen, ob sie in ihrem Alltag eher intuitiv essen und wie sehr. Die bleiben natürlich immer ein bisschen subjektiv, solche selbst gegebenen Antworten. Allzumal man weiß, wie Frau Herbert erörtert, dass das, was ich glaube, wie gut ich meinen Körper wahrnehme, und die objektiv gemessene Genauigkeit der Körperwahrnehmung häufig nicht miteinander übereinstimmen.

Beate Herbert wollte das greifbarer machen: „Und dann bin ich auf das intuitive Essenskonzept von Tylka gestoßen und dachte mir, mal gucken, was da drin steckt, und habe das dann anhand meiner Batterie objektiver Tests zur Erfassung der Wahrnehmungsgenauigkeit von interozeptiven Signalen, also von Signalen aus dem Körperinneren, einmal genauer untersucht."

Hunger und Sättigung sind Signale aus dem Körperinneren.

In ihren Studien prüfte sie, ob die Fähigkeit, auf körperinnere Signale zu hören dabei hilft, auch den individuellen Hunger und das Gefühl von Sattsein besser zu beachten, also intuitiv zu essen, so wie es im Fragebogen von Tylka zu erfassen versucht wird. Dazu nahmen 120 Studentinnen im Jahr 2013 bei ihr Platz. Jede Einzelne setzte sich für das Experiment in einem bequemen Sessel in einem schallgedämpften Raum und tat erst einmal nichts. Fünf Minuten lang wurde über ein Elektrokardiogramm (EKG) ihre Herzfrequenz aufgezeichnet. Dann ging es los und es wurde ein objektiver und standardisierter Test zur Erfassung der individuellen Wahrnehmungsgenauigkeit des eigenen Herzschlags durchgeführt. Die jungen Damen sollten sich ganz auf ihr Herz konzentrieren und die Schläge zählen, während das EKG mitschrieb – es gab vier Intervalle, 25, 35, 45 und 55 Sekunden lang. Zusätzlich dazu füllten die Teilnehmerinnen den Fragebogen zum intuitiven Essen von Tracy Tylka aus und zur Sicherheit klärte man mit einem weiteren Fragebogen ab, ob Angststörungen vorlagen. Zu guter Letzt berechnete man noch den BMI und verglich dann alle Daten miteinander.

Das Ergebnis: Jene Teilnehmerinnen, die ihren Herzschlag besser mitzählen konnten, zeigten auch höhere Werte beim intuitiven Essverhalten in dem Fragebogen. Die guten Herzschlagwahrnehmerinnen gaben in dem Fragebogen vor allem an, dass sie besser auf ihre körpereigenen Hunger- und Sättigungssignale hören und beim Essen weniger anfällig für Einflüsse von außen sind, wie Stress, Ernährungsvorschriften, Essensreize, andere Menschen. Und dazu kam: Eben diese Studentinnen waren auch schlanker.

Ich wollte von Beate Herbert wissen, auf welche Weise man sonst noch feststellen kann, wie gut man innere Körpersignale wahrnehmen kann und ob sich das eigentlich trainieren lässt.

Professor Beate Herbert: „Man kann interozeptive Signale mit unterschiedlichen Verfahren zur Wahrnehmungsgenauigkeit testen, zum Beispiel wie gut ich den eigenen Herzschlag wahrnehmen kann, wie wir dies auch in der genannten Studie gemacht haben. Das kann man objektiv testen, und die Herzschlagwahrnehmungsfähigkeit haben wir bislang vor allem genutzt, um der Interozeption auf die Spur zu kommen. Wenn ich mich mit Essverhalten beschäftige und dies wissenschaftlich bezüglich der Bedeutung von Interozeption und weiteren Aspekten von Körperwahrnehmung untersuchen möchte, brauche ich aber Methoden, die in der Lage sind, objektiv und unter standardisierten Bedingungen zu erfassen, ob ich auch Signale aus meinem Magen, also Völlegefühl und Sättigungssignale, gut wahrnehmen kann. Da gab es noch nichts an Möglichkeiten, dies gut und vor allem auch im Praxissetting, bei Patienten und ratsuchenden Klienten im Ernährungsbereich etwa, wissenschaftlich adäquat zu untersuchen. Deshalb haben wir einen adaptierten ‚Water-Load-Test‘ mit einem standardisierten Protokoll entwickelt. Hier geht es darum, dass man nach verschiedenen Anweisungen bis zu gewissen Völleempfinden hin Wasser, natürlich ohne Kohlensäure, trinkt. Das trinkt man verblindet, ohne dass man weiß, wie viel man trinkt.

Anhand von mir entwickelter Skalen, die direkt an den Verhaltenstest adaptiert sind, kann ich dann nochmals abfragen, wie das subjektive Empfinden dabei ist. Also: ‚Wie geht es mir damit?‘ ‚Wie satt bin ich?‘, ‚Wie voll fühle ich mich?‘ und vieles mehr. Wir fragen auch danach, ob man sich dabei wohl fühlt oder nicht so wohl fühlt. So kann man auf standardisierte Weise individuelle Werte berechnen, die sehr gut angeben können, zum Beispiel wie gut jemand darin ist, Völle und Sättigung zu spüren. Dieses

Prozedere kann ich natürlich ebenfalls dazu benutzen, die Wahrnehmung zu trainieren. Mein Ziel ist es, dass man solche Trainings auch im Alltag gut durchführen kann. Wir entwickeln derzeit gerade ein solches Trainingsprogramm auf der Grundlage unserer Ergebnisse."

Diese Fähigkeit, den eigenen Körper wahrzunehmen, ist bei Übergewichtigen deutlich schwächer als bei Normalgewichtigen. Diesen Umkehrschluss beobachtete Beate Herbert ebenfalls, gemeinsam mit einer Kollegin an der Universität Ulm. Sie vermuten, dass diese Sensitivität für eigene Körperrückmeldungen sich auf die alltäglichen Essentscheidungen auswirkt. Wer genauer seinen Körper wahrnimmt, spürt auch die körperlichen Rückmeldungen besser, die mit dem Hungrigsein und dem Sattwerden einhergehen, und kann dann passend darauf reagieren. Das Geheimnis schlanker Menschen ist vielleicht, dass sie aufhören, wenn sie satt sind. Und vor allem gar nicht erst essen, wenn sie keinen Hunger haben. Viele haben aber genau dies verlernt.

Warum ihr das intuitive Essen eigentlich so wichtig sei, fragte ich Beate Herbert.

Ihre Antwort: „Ich finde es natürlich sehr wichtig, weil wir in der modernen Welt völlig verlernt haben, auf unseren Körper zu hören. Das durchzieht alle unsere Lebensbereiche. Zum Beispiel sitzen wir den ganzen Tag vor dem PC, wir müssen dann aber Sport machen, da man ja auch ‚gesund bleiben will‘, also auch wieder eine Pflichtübung. Das heißt, wenn wir denn einmal etwas ‚Körperliches‘ tun, dann nicht mehr auf der spontanen Wahrnehmung körperlicher Signale begründet, sondern weil wir ‚eher abstrakt‘ wissen, dass wir das tun sollten. Nein. Wir sitzen viel und fahren mit dem Auto und darum müssen wir Sport machen. Nicht weil wir unserem ursprünglichen körperlichen Bedürfnis nach Bewegung nachgehen, das unsere körperlichen Signale uns normalerweise rückmelden können. Und genauso machen wir es mit dem Essverhalten. Auch hier ist es so: Wir nehmen unsere körperlichen Feedbacks eigentlich überhaupt nicht mehr im Alltag wahr, auch nicht, ob wir schon Hunger haben oder schon satt sind oder nicht. Wir essen nach Takt, der von außen vorge-

Durch Signale
von außen verlernen wir,
auf eigene Ess-Signale
zu hören.

73

geben wird, und da kann ich natürlich die Wahrnehmung meines eigenen Körpers durchaus auch verlernen und dann gar nicht mehr wissen oder vielmehr ‚spüren‘, wie und was ich nun essen soll.“

Auch zu viel Kontrolle kann dem Bauchgefühl schaden, sagte sie:

„Wir verlernen diese Signale, zum Beispiel durch vielfältigen Einfluss, dem wir ausgesetzt sind. Durch Medien, durch externe Signale, durch die Vielzahl von Essen, das uns umgibt und so weiter. Aber auch durch Druck, der auf uns ausgeübt wird, wenn vor allem wir Frauen uns in unserer täglichen Umwelt umschauen, sind wir immer wieder konfrontiert mit einem aberwitzigen Schönheitsideal, das besonders auch Schlanksein betont. Das sorgt dafür, dass Frauen, welche durchaus immer noch deutlich häufiger als Männer von schweren Essstörungen betroffen sind, ganz besonders dem Druck ausgesetzt sind, sie müssten ihren Körper kontrollieren. Für das Essverhalten heißt dies dann, man muss die inneren Körpersignale, zum Beispiel Hungersignale, zunehmend unterdrücken, damit man sehr schlank wird oder bleibt. Das Resultat sind die vielen Diäten, die Frauen, auch schon heranwachsende Mädchen, häufig machen, oder ein dauerhaft restriktives, kontrolliertes Essverhalten. Wir wissen, dass Diäten absolute Risikofaktoren für die Entwicklung von Essstörungen sind. Wir verhalten uns bei diesen kontrollierenden Eingriffen dann nicht mehr danach, was unsere körperlichen Signale uns ‚mitteilen‘, und können unser Verhalten nicht mehr danach ausrichten.“

Schlank sein zu wollen und den eigenen Körper zu kontrollieren, genau dadurch können wir also die eigene Körperwahrnehmung verlieren.

„Auch das automatische und richtige Reagieren auf diese Körperrückmeldungen verlernen wir damit. Aber genauso wie wir das verlernen, so können wir das wieder lernen und trainieren, davon bin ich überzeugt. Genauso wie ich Verhalten auf äußere Situationen oder Reize lernen oder verlernen kann, so kann ich dies mit den inneren Körperreizen. Wichtig ist aber auch, dass ich, wenn ich denn meine inneren Körpersignale wie Hunger und Sättigung etwa sensitiv spüren kann, mir dann auch erlaube, entsprechend darauf zu reagieren. Dies ist noch eine weitere Fähigkeit, die meinen Befunden zufolge eine sehr wichtige Rolle, auch beim ‚intuitiven Essverhalten‘, zu spielen scheint.“

Manche bemerken die Sättigung sehr wohl, überhören sie aber gekonnt. Das Unterdrücken dieser Signale ist dann kein Kavaliersdelikt. Der Körper verzeiht es einem nicht. So eine Fehlbehandlung kann die wichtigen Meldungen auf Dauer außer Kraft setzen. Beate Herbert beschreibt das an einem Alltagsbeispiel, wie es selbst ohne Abnehmgedanken und Diätdruck dazu kommen könnte: „Also ich habe manchmal Tage, da kann ich überhaupt nicht Mittagessen, weil ich zu viele Termine habe. Da muss ich dann meine Körpersignale ignorieren und diese auch unterdrücken können. So kommt es zum Beispiel dazu, dass ich viel später die negativen Auswirkungen dieses unterdrückten Hungersignals und des ausgelassenen Mittagessens bemerke, Riesenhunger bekomme oder Kopfschmerzen, Schwindelgefühle und weitere aversive körperliche Reaktionen, die ich normalerweise gar nicht mit Hunger und Essen in Verbindung bringen würde. Die zeigen mir, dass etwas gar nicht mehr stimmt, also dass der Bogen bereits ein wenig überspannt ist für den Körper, der ja schon lange vorher signalisiert hat: Ich hätte jetzt Hunger und würde bitte gern das eine oder andere essen. Und dann esse ich natürlich über diese normale Körperwahrnehmung hinausgehend aus einem starken Defizit heraus. Immer wenn ich mit diesem Defizit esse, esse ich viel mehr, als ich essen würde, wenn ich vorher schon auf meine Hunger- und Sättigungssignale gehört hätte und rechtzeitig etwas gegessen hätte. Dann hätte ich auch die restlichen Symptome nicht entwickelt, die mit einer sehr negativen Körpererfahrung verbunden sind."

Wir haben also verlernt, auf unseren Körper zu hören, ihn adäquat wahrzunehmen und uns entsprechend zu verhalten. Laut Professor Herbert ist das „ein ganz wichtiger Prozess, der weit über das Essen hinausgeht. Wir wissen, dass das, was in unserem Körper passiert, uns ganz wesentlich bis in höhere Denk- und Gefühlsprozesse hinein mitreguliert. Unser Selbsterleben und die Tatsache, dass wir unseren Körper in Gänze als zu uns gehörig überhaupt erleben können, haben ganz wesentlich mit einer ungestört ablaufenden Interozeption zu tun. Die Forschung zur embodied cognition oder Embodiment beschäftigt sich intensiv mit diesem Thema."

Embodiment beschreibt die Wechselwirkungen zwischen Körper und Psyche. Es besagt, dass wir nicht nur mit unseren Gefühlen den Körper beeinflussen, sondern auch über das Körperliche auf unsere Psyche wirken. Ein bekanntes Beispiel ist die Körperhaltung: Fühlen wir uns nicht gut, lassen wir vielleicht die Schultern hängen. Würden wir aber einfach so mit gesenktem Blick und hängenden Schultern durch den Tag gehen, hätte das wieder Rückwirkungen auf unsere Stimmung. Diese schlechte Haltung kann uns regelrecht schlechte Laune verpassen. Hunger und Sattsein zu beachten sowie dann entsprechend dieser Signale zu essen, könnte demnach nicht nur zu einem adäquateren, „intuitiv" richtigen Essverhalten führen, sondern auch unsere Gefühle beeinflussen. Könnten wir uns im Einklang mit dem Bauchgefühl also am Ende einfach glücklicher fühlen?

Beate Herbert sieht in den verlernten Signalen eine Ursache für die stetige Zunahme von Übergewicht und Adipositas in der westlichen Welt, aber auch für andere schwerwiegenden Störungen, nämlich Essstörungen, Anorexie, Bulimie oder das Binge Eating. So hat sie sich in diesen Forschungsbereich vertieft, um auf dem Weg der Wahrnehmung körpereigener Signale gezielt Lösungen zu suchen für problematisches Essverhalten.

Dass man Hunger verlernen kann, sehen auch andere Forscher so: So untersuchte es die US-amerikanische Übergewichtsforscherin Lauren Outland 2013, die über sich selbst sagt, dass sie nach dem Grund suche, „warum die Welt immer schwerer werde, je mehr sie Diät hält." In einer Untersuchung an zumindest 200 Freiwilligen konnten die Professorin Outland und ihr Team an der California State University in Carson, Kalifornien erkennen, dass genau diejenigen Gewichtsprobleme hatten, die allzu oft die Sättigung ignorierten. Was ja zu erwarten wäre, weil diese eben über das Sattsein hinaus essen. Doch interessanterweise waren auch jene dicker, die oft den Hunger überhörten und sich nicht rechtzeitig mit Essen versorgten, wenn es an der Zeit war.

Wer intuitiv isst, hat also höchstwahrscheinlich ein geringeres Risiko für Übergewicht. Endlich auf sich selbst zu hören, zu sehen, wann man satt ist und wie viel man braucht, ist ein wichtiger Wegweiser von innen. Meiner Meinung nach müssen wir dann noch zusätzlich den Appetit beachten, der uns vorschlägt, *was* wir essen, welche Lebensmittel uns guttun. Wichtig: All das funktioniert nur, wenn man den Kopf tatsächlich mal ausschaltet. Alle rationalen Gedanken über Fettgehalte, Eiweißportionen oder Vitamingehalte greifen störend in die Essauswahl und in das Sattwerden ein. Aber das ist gar nicht so einfach, wenn man von allen Seiten abgelenkt oder mit Essratschlägen bombardiert wird.

Es ist vielleicht so wie mit der Technik, die unsere Intuition stören kann. „Mit Navi fahre ich nicht! Da verlernt man, sich zu orientieren!", zitierte das *brand eins Magazin* den Opa, der sich um seine Sinne sorgt. Genauso kann man mit zu viel Nachdenken über das Essen anscheinend auch die Körpersignale „übertönen" (s. Seite 116). Das rechnerische Nährstoffdenken muss man sich also erst einmal wieder abtrainieren, um überhaupt intuitiv essen zu können.

Wie das geht, erforschten Sportwissenschaftler und Psychologen aus Amerika und Großbritannien. Sie befragten 218 Athleten, die sich aus dem aktiven Sport zurückgezogen hatten. Forschungsfrage: Wie haben sie es geschafft, wieder auf sich selbst zu hören? Gerade im Leistungssport sind die Menschen ja oft an Essregeln der Trainer gebunden, müssen strikte Ernährungspläne befolgen. „Learning to eat again" (zu Deutsch: Essen wieder lernen) lautet der Titel dieser wissenschaftlichen Arbeit. Diejenigen, die gelernt haben, wieder normal zu essen, sagen, dass es richtig harte Arbeit war, sich wieder wahrzunehmen und auch auf diese Signale zu hören. Eine neue Justierung der Sinne sozusagen.

Auch in meinen Coachings arbeite ich genau an dieser Befreiung von all diesen Regeln. Nur so können die Menschen zurückfinden zur inneren Ess-Navigation, dem ehrlichen Appetit. Es ist wirklich ein harter Weg, denn viele Menschen haben Angst davor, zu essen, was sie wollen. „Wenn ich esse, was ich will, dann passe ich beim nächsten Termin nicht mehr durch die Tür." Oder: „... dann esse ich nur noch Schokolade" oder Ben und Jerrys oder Currywurst oder Pizza oder einfach von allem zu viel. Die Menschen zählen auf, bei welchem Essen sie Angst haben, die Kontrolle zu verlieren.

Zu viel Nachdenken kann die Körpersignale übertönen.

Das Spannende: Genau ab dem Moment, wo sie diese Kontrolle aufgeben, verschwindet das Verlangen. Wenn theoretisch immer alles erlaubt ist, fällt es uns viel leichter, nur das zu essen, was in dem Moment guttut. Was wir *wirklich* essen wollen. Aber Kontrolle aufgeben ist schwer. Meine schwersten Fälle sind jene, die schon einige Zeit nach Ernährungs-Apps leben und ihr Essen tagtäglich „tracken", also verfolgen und strengstens kontrollieren lassen. Oft müssen wir da ganz langsam mit einzelnen App-freien Tagen anfangen. Damit die Menschen sehen, dass es funktioniert. Dass sie nicht essen wie verrückt, wenn sie plötzlich *frei* sind. Um überhaupt wieder das Vertrauen in sich selbst zu stärken. Viele rechnen noch lange im Kopf mit, zählen Eiweißanteile oder Kalorien. Manchmal denke ich an ein Tier, dass man freilassen möchte, das sich aber nicht aus seinem Käfig traut. So weit ist es schon gekommen mit der Esskontrolle bei uns. Trotzdem sind Esspläne und Diättrends immer noch ein Boom und Krankenkassen bieten lieber Ernährungs-Apps an als intuitives Essen. Strukturierte Gegenmaßnahmen, die zur eigenen Essentscheidung zurückbringen, wie ich sie einsetze, sind eine Seltenheit. Wir sind hier in Deutschland einfach noch nicht so weit mit dem Thema Freiheit.

In den USA erschien der erste Bestseller zum Thema „intuitiv essen" bereits 1995 und die Autorinnen bieten inzwischen Online-Ausbildungen zum Intuitive-Eating-Coach für Jedermann. Vermutlich wird es nicht mehr lange dauern, bis auch Deutschland seinen Zugang zum intuitiven Essen findet.

●● Aus dem Bauch heraus – ein Lautsprecher für die Intuition

Es waren einmal ein Mann und eine Frau, die hatten sich schon lange ein Kind gewünscht und nie eins bekommen. Endlich aber ward die Frau guter Hoffnung. Diese Leute hatten in ihrem Hinterhaus ein kleines Fenster, daraus konnten sie in den Garten einer Fee sehen, der voll von Blumen und Kräutern stand, allerlei Art. Keiner aber durfte es wagen, in den Garten hineinzugehen. Eines Tages stand die Frau an diesem Fenster und sah hinab, da erblickte sie wunderschöne Rapunzeln auf einem Beet. Sofort erwachte ein Heißhunger in ihr, aber sie wusste doch, dass sie keine davon bekommen konnte, und sie ward ganz elend. Ihr Mann erschrak endlich und fragte nach der Ursache: „Ach wenn ich keine von den Rapunzeln aus dem Garten hinter unserm Haus essen kann, so muss ich sterben!"

Und jeden Tag wurde das Verlangen schlimmer, dieser Wunsch stärker. Am Ende schlich sich der Mann in den Garten, um den begehrten Salat zu stehlen. Und wie dieses Märchen ausgeht – das wissen wir. Es ist die Geschichte von Rapunzel, die wegen der Essgelüste ihrer Mutter später im Turm leben muss.

Feldsalat heißt Rapunzel meistens, wenn wir sie auf dem Markt kaufen. Die dunkelgrünen Blätter gehören zu den folsäurereichsten Pflanzen, die bei uns wachsen. Folsäure gehört zur Gruppe der B-Vitamine und ist wichtig für die Zellteilung. Ich schätze, keine Frau in Deutschland schafft es weiter als, sagen wir mal, eine Woche nach positivem Schwangerschaftstest, ohne von irgendwem eine Empfehlung für Folsäure-Tabletten zu bekommen. Tatsächlich ist dieses Vitamin ganz bedeutend für eine gesunde Entwicklung des Fötus im Mutterleib. Ausreichende Aufnahme von Folsäure, gerade in den ersten drei Monaten der Schwangerschaft, soll Fehlbildung von Wirbelsäule und Rückenmark des Kindes verhindern wie den sogenannten „Offenen Rücken", ein gespaltenes Rückgrat. Viele Frauen nehmen solche Tabletten sogar in der Vorbereitung, wenn sie eine Schwangerschaft planen. Rapunzels Mutter schien da weniger rational zu handeln, hatte aber anscheinend einen überaus gesunden Instinkt in ihrer Frühschwangerschaft. Falls man dem Märchen Glauben schenken mag, dann wirkte in ihr sozusagen ein Ess-Coach von innen.

Das Märchen zeigt so bildhaft das Thema Essgelüste. Jeder kann sich diese Situation vorstellen: Die Schwangere, die unbedingt etwas Bestimmtes essen will, in der ganz dramatischen Manier: „Ich könnte sterben für ein Portion Schupfnudeln" – oder für ein Hackfleischbrötchen. Das gibt es natürlich auch außerhalb der Gruppe werdender Mütter, aber hier ist es oft besonders intensiv. Manche denken da an Vanilleeis und saure Gurken, vielleicht auch an Schokolade oder das berüchtigte Für-zwei-Essen. Ungewöhnliche Kombinationen gibt es bestimmt, in meiner Beratungsarbeit laufen die Bedürfnisse der Frauen ehrlich gesagt allerdings selten auf so Sonderliches oder Süßigkeiten hinaus. Im Gegenteil begegnet mir häufig ein Verlangen nach frischem Obst und Gemüse oder anderen hochwertigen Lebensmitteln. Viele Schwangere wollen gerade Birnen, Ananas, Bohnen oder Avocado, Quark, Eier oder Erdnüsse. Sie durchlaufen häufig richtige Phasen. Der spezifische Appetit hält dann einige Tage, Wochen oder Monate an und verschwindet oft ganz plötzlich. Vielleicht sind das nur willkürliche Marotten. Vielleicht hat dieses Bauchgefühl aber tatsächlich etwas zu sagen.

Wie bei einer Klientin in meiner Ernährungsberatung, die ungefähr zwei Monate lang ganz dringend Spiegelei zum Frühstück wollte. Der Drang überkam sie im vierten Monat und sie aß von da an jeden Morgen ein frisch gebratenes Bioei. Mal mit Paprika, mal mit ein bisschen Tomate, mal einfach so, etwa zwei Monate lang. Eines Morgens hat es ihr einfach nicht mehr geschmeckt und sie ließ es stehen. Und aß wieder Müsli mit Obst, wie vorher.

Mein Praxisfall war da noch maßvoll. Gibt man Heißhunger, Schwangerschaft und Spiegelei in die Google-Suche ein, findet man etliche Berichte von heftigen Attacken. Bei Hebamme4U schreibt die Userin *lamere* zum Beispiel: „Habe letzte Woche abend 5 Spiegeleier mit Zwiebeln auf Brötchen gegessen … So. früh Rühreier und 1 gekochtes, gestern abend 2 und morgen früh werd ich auch wieder Ei essen … und ich könnt jetzt schonwieder."

Eier enthalten viel Cholin. Und das könnte gut für das Kind sein. Cholin ist ein stickstoffhaltiger Stoff, der in manchen Lebensmitteln frei gelöst vorkommt, in anderen in Verbindung mit dem Element Phosphor als Bestandteil des Lecithins, einem Fettbegleitstoff aus den Zellmembranen der Tiere und Pflanzen, etwa im Eigelb, auch in Fleisch und Milchprodukten. Und dieses Cholin ist extrem wichtig für die Entwicklung des ungeborenen Kindes. Cholin beeinflusst die Bereitstellung von Stammzellen. Das sind so eine Art Grundlagenzellen, die noch offen sind für alles und aus denen sich verschiedene Gewebetypen entwickeln können, Leberzellen, Hautzellen, Nervenzellen. Cholin soll auch über den programmierten Zelltod, die sogenannte Apoptose, mitbestimmen. Letztlich scheint es eine Art Regler für Wachsen und Aufbau der Organe, somit auch von Gehirn und Rückenmark. Sogar vor der Entwicklung von Schizophrenie soll es in gewissem Maße schützen, haben US-Forscher herausgefunden.

In Schwangerschaft und Stillzeit ist der Cholinbedarf besonders erhöht, sagt Cholin-Experte Steven Zeisel, Direktor des Institutes für Ernährung der Universität North Carolina in Chapel Hill, einer Universitätsstadt im US-Bundesstaat North Carolina. Dieser Nährstoff wird gebraucht für das Hirn und die lebenslange Gedächtnisfunktion des Kindes, aber auch für ein gutes Arbeiten von Leber und Plazenta der Mutter in dieser Zeit. Wie viel genau jeder Einzelne davon benötigt, ist noch ungewiss. Deutlich ist jedoch, dass Cholin in der Ernährung der Schwangeren bedacht werden sollte. Zeisel hat auch herausgefunden, dass einige Frauen Cholin sehr wohl in ausreichender Menge im Körper selbst herstellen können, andere können das aber eben nicht. Der Test zur individuellen Fähigkeit der Eigensynthese muss noch entwickelt werden. Vielleicht kommen eines Tages Studien, die zeigen, dass ein intuitiver Heißhunger auf Spiegelei als valide Messmethode anerkannt wurde.

Auch schier unstillbarer Appetit auf Fleisch in der Schwangerschaft begegnet mir immer wieder in der Beratung. Gerade, oder sagen wir mal besonders dramatisch empfunden, bei den Vegetarierinnen. Hierzu gibt es ebenfalls wilde Geschichten in den MomToBe-Foren im Internet und heiße Diskussion darüber, ob man eisern bleiben oder den Instinkt walten lassen soll. Userin Hannat beschreibt ihre Erfahrung mit der Kraft des Appetites etwa so „ich hatte auch in der sehr frühen Schwangerschaft (4.–6. SSW, noch vor dem Test, aber ich hab schon was geahnt ;)) krasses Verlangen nach Rindersteaks. Da ich im Ausland war und keine Chance hatte, mir selber vegetarisch einen Ersatz zu kochen, hab ich dem Verlangen dann einfach nachgegeben, da ich das Gefühl hatte, dass mein Körper doch weiß, was er braucht …" Ob auch das nur ein Zufall ist oder der Körper wirklich durch den veränderten Bedarf der werdenden Mama Warnsignale aussendet, nach mehr Eiweiß oder Eisen oder etwas anderem verlangt, ist unklar. Sicher ist: Die Intensität dieser Gelüste nimmt zu.

In der Praxis deutlich zu beobachten ist auch, wie sich der Körper gegen alles wehrt, was dem heranwachsenden Kind jetzt schaden könnte. Der Kaffee schmeckt auf einmal nicht mehr, viele Schwangere berichten davon, dass Ihnen schon vom Geruch schlecht wird. Der Tee ist plötzlich viel zu bitter, manchen wird in dieser Zeit schon von Schokolade schlecht. Alkohol und Zigaretten erscheinen den meisten schier unerträglich.

> Der Körper wehrt sich gegen alles, was dem Kind schaden könnte.

Werdende Mütter sind anscheinend sehr sensibel für die Wirkung der Lebensmittel und können ein erstaunliches Bauchgefühl entwickeln für das, was dem Kind guttut und was nicht. Im besten Fall wirkt eine Schwangerschaft wie eine Art Lautsprecher für die körpereigenen Signale. Auch die Geruchs- und Geschmackswahrnehmung intensiviert sich, etwa 60 Prozent der Frauen berichten von solchen Veränderungen. Etwa 75 Prozent geben an, dass sich ihr Essverhalten verändert.

Die Veränderungen des Geschmacks- und Geruchssinnes bei Schwangeren schauten sich zum Beispiel einige schwedische Psychologen und Gynäkologen der Universität von Umea, der zweitnördlichsten Universitätsstadt Schwedens, etwas genauer an. Die Wissenschaftler begleiteten 144 Frauen und erfassten deren Vorlieben und Abneigungen. Fast alle abgefragten Grundgeschmäcker wie bitter, sauer, süß und metallisch wurden stärker wahrgenommen, nur salzig nicht. Mehr Salz für denselben Eindruck von Salzigkeit brauchten die Frauen. Fast alle erfragten Gerüche, wie blumig, würzig, süß, beißend, holzig etc., nahmen sie stärker wahr. Die für die Essensauswahl so wichtigen Wahrnehmungen werden in der Schwangerschaft also neu geregelt.

Studienleiter Steven Nordin ist Professor der Psychologie in Umeå und seit mindestens zehn Jahren regelrechter Geruchsspezialist. Die Wahrnehmungsveränderungen können seiner Meinung nach dem Schutz und Wohle des Kindes dienen. Bittergeschmack begleitet ja oft potenzielle Giftstoffe, etwa das Koffein, und ist evolutionär gesehen ein Warnhinweis als Schutz vor Giftpflanzen. Für das besonders empfindliche neue Leben lehnt der Körper das zur Sicherheit mal ab oder reduziert zumindest die Dosis dessen, was als erträglich wahrgenommen wird. Dass das Gesalzene den Frauen auf einmal zu fade schmeckt, hilft Ihnen – so die wissenschaftliche These –, sich ausreichend mit Elektrolyten zu versorgen. Die brauchen sie für die Anreicherung ihres Blut- und Flüssigkeitsvolumens im Körper. Alles sehr sinnvoll also.

Wie genau die Schwangeren nun anders schmecken und riechen und was dabei im Körper passiert, da steckt die Forschung noch in den Kinderschuhen. Es sieht so aus, als ob sich tatsächlich die Empfindlichkeiten auf der Ebene der Geschmacksrezeptoren verändern. Allerdings konnte der Mechanismus für diese Veränderungen dadurch allein nicht vollständig geklärt werden. Aus der Praxis scheint deutlich: Wenn eine schwangere Frau etwas Bestimmtes essen will, dann sollte man ihr nicht im Wege stehen.

Dass es schaden könnte, wenn diese intuitiven Appetitbedürfnisse nicht erfüllt werden, davor fürchten sich die Südamerikaner. Jedenfalls gibt es dort in bestimmten Regionen eine Tradition zur Sicherheit: Wenn jemand im Dorf ein Schwein schlachtet und es grillt, muss er jeder Schwangeren im Ort einen Teller mit dem Schweinefett bringen. Die Logik dabei: Sie könnte Appetit darauf bekommen. Und wenn der Appetit einer Schwangeren nicht erfüllt wird, dann tut das dem Baby weh.

So dringend war der Essdrang auch im Märchen von Rapunzel. Nun ja, sie hatte sicher eine harte Zeit im Turm, aber immerhin hat die Mutter nach langer Unfruchtbarkeit das Kind vermutlich gesund, zumindest wunderschön und mit überaus kräftigem Haar durch die Schwangerschaft gebracht und ausgetragen.

 ## Gute und schlechte Gelüste – ehrliche und unehrliche Botschaften

So faszinierende Fähigkeiten hat der menschliche Körper also. Und wenn es darum geht, einen weiteren Körper entstehen und wachsen zu lassen, dann werden diese Fähigkeiten anscheinend noch wirksamer, die Kommandos des Körpers deutlicher. Als ob jemand am inneren Radio gedreht hätte und die Lautstärke der Signale erhöht. Aber noch gibt es für dieses innere Wissen sehr wenig Aufmerksamkeit.

Sucht man in der Welt der Wissenschaft nach dem Thema Essgelüste und Schwangerschaft, dann landet man meist beim Aspekt des Überessens. Forscher warnen vor der Gewichtszunahme. Unter Heißhunger oder Verlangen (englisch: craving) wird dort keine clevere Lebensmittelauswahl verstanden, sondern eine Art Esssucht (englisch: food craving). Oft wird das Verlangen untersucht, sich mit Keksen und Schokolade, Eiscreme und Pizza sowie anderen Süßigkeiten und Junkfood vollzustopfen. Das könnte allerdings vor allem ein kulturell geprägtes Thema sein, sagen die zwei US-amerikanische Psychologinnen Julia Hormes und Natalia Orloff in ihrer umfassenden Metaanalyse vom Herbst 2016. Weltweit gäbe es das Phänomen der besonderen Essgewohnheiten in der Schwangerschaft, exzessiv an Gewicht zulegen tun aber nicht alle so wie in Amerika, schreiben sie. Dort nehmen über 50 Prozent der Frauen mehr zu als empfohlen.

In ihrer eigenen Befragung, die sie zusammen mit der Abteilung für Gynäkologie an der Universität von Albany im US-amerikanischen Bundesstaat New York durchgeführt und deren Ergebnisse sie in einer Studie 2015 ausgewertet haben, erkennen Hormes und ihre Kollegin, dass die stärksten Gelüste der Frauen jene nach Süßigkeiten und nach Fast Food waren. Aber nicht überall auf der Welt verlangen die Frauen in gleichem Maße nach solchen Dickmachern, das fanden die Forscherinnen. In

Ägypten zum Beispiel möchten die Frauen gar nichts Süßes, sie bevorzugen Herzhaftes, Britinnen wollen mehr Schokolade als Spanierinnen, in Japan wollen die Frauen vor allem Reis essen.

Das wirft jetzt die Frage auf: Welches sind gute und welches sind schlechte Gelüste? Wie kommt es zu diesen und zu jenen? Wie unterscheide ich sie?

Ein Ansatz sieht so aus: Es gibt einerseits das echte körperliche Verlangen und andererseits das psychische Verlangen. Also entweder braucht der Körper das wirklich oder ein anderer Teil von uns will es – die Psyche, heißt es oft. Zum Beispiel im Fall der Schokolade. Die Gelüste-Forscherin Hormes analysierte in ihrer Doktorarbeit beim berühmten Ernährungspsychologen und langjährigen Mitherausgeber des renommierten Fachmagazins *Appetite*, Paul Rozin, im Jahr 2010, dass jene Frauen, die rund um ihre Menstruation starkes Verlangen nach Schokolade haben, psychisch ein bisschen „anders drauf" sind. Das heißt im Wesentlichen: Sie kontrollieren sich viel mehr beim Essen und leiden stärker an schlechtem Gewissen nach dem Verzehr von Schokolade als jene Frauen, denen es nicht in diesen periodischen Rhythmen nach Schokolade gelüstet.

Auch hormonell geregelt ist dieses Verlangen nicht, sagen Hormes und ihr Doktorvater Rozin, denn bei Frauen in den Wechseljahren und danach lässt es kaum nach. Schokolade zu essen sei einfach für viele Menschen ein Weg, um mit Stress und schlechter Laune umzugehen. Und der sei eben in Nordamerika auch kulturell anerzogen.

Dass genau jene über die Stränge schlagen und durchschnittlich dicker sind, die sich bewusst zurückhalten, sagt auch Adrian Meule, Psychologe der Universität Salzburg. Der junge Wissenschaftler forscht seit 2011 rund um das übermäßige Verlangen nach Essen. Inzwischen bekam er den Ehrentitel als herausragender Gutachter des renommierten Fachmagazin *Appetite*. So sollte er also wissen, wovon er schreibt in seinen Veröffentlichungen.

Das könnte es also sein, was die amerikanischen Schwangeren zu den Süßigkeiten treibt: Dass sie sich normalerweise genau diese Dinge verbie-

> Welches sind gute und welches sind schlechte Gelüste?

ten (s. Seite 116). Ich nenne dies den Rosa-Elefanten-Effekt. Gerade wenn Sie versuchen, nicht an einen rosa Elefanten zu denken, geht er ihnen garantiert nicht aus dem Kopf. Genauso wie Schokolade, die man sich verbietet. Das ist zumindest ein Aspekt der Essverbote. Sie lassen die Menschen zu viel über das Essen nachdenken und diese werden dann immer kopfgesteuerter.

Hier kommt vielleicht noch die Bevormundung mit ins Spiel. Wer will sich schon sagen lassen, was er zu tun und zu lassen hat? Jedes Essverbot ist im Prinzip solch eine Bevormundung für den Appetit: „Du sollst das nicht!" Egal ob sie selbstauferlegt ist oder von jemand anderem. Es gibt Untersuchungen, die zeigen, wie wichtig die freie Entscheidung ist. Zum Beispiel eine Eiweißriegelstudie aus Chicago. Die Forschungsleiterin Ayelet Fishbach bot 50 Studienteilnehmer zwei Sorten Riegel an, es gab einen Schoko-Himbeer-Eiweiß-Riegel und einen Honig-Erdnuss-Riegel. Die Testpersonen bekamen die gleichen Riegel doppelt vorgestellt: einmal als „sehr leckeren Riegel mit Schokoladen-Himbeerkern" beziehungsweise „Honig-Erdnuss-Kern"

Die freie Entscheidung ist wichtig für die Gesundheit – auch beim Essen.

und dann als einen „neuen Gesundheitsriegel mit viel Protein, Vitaminen, Ballaststoffen". Manche durften sich selbst aussuchen, ob sie die Süßigkeit wollten oder den Gesundheitssnack. Anderen wurde es nach einer angeblichen Zufallsauswahl vorgeschrieben. Nach der Verkostung erfragten die Wissenschaftler den Hunger-Status. Ergebnis: Wer frei wählen konnte, war satter und zufriedener mit dem Essen. Bei exakt gleichen Riegeln. Auch wer sich freiwillig für den Gesundheitsriegel entschied. Die übergestülpten Entscheidungen machen hungrig und unzufrieden.

Und in der Praxis reagieren Menschen dann oft mit etwas, das ich Trotz nennen würde. Sie essen zum Beispiel brav ihren Salat und lassen das Brot weg, wenn die anderen dabei sind. Natürlich sind sie dann unzufrieden, vielleicht sogar hungrig. Und nachher, wenn sie allein sind, gönnen sie sich aus Trotz ein Eis. Je nachdem, wie groß der Druck war, essen sie vielleicht die ganze Packung Eiscreme. Wirklich – viele Menschen haben solche oder ähnliche Essmomente. Reaktanz nennt man diese Form von Trotz in der

Psychologie, wenn sie eine Abwehrreaktion gegen Freiheitsbeschränkung ist. Mit so einer Art Trotz könnten die schwangeren Amerikanerinnen reagieren: „Jetzt lass ich mir nichts mehr sagen!"

Ganz anders geht es jenen Frauen, die keine besonderen Begierden beim Essen kennen, zumindest kein drängendes Verlangen. Sie haben in der Schwangerschaft auch eher Lust auf etwas Herzhaftes, keine Süßigkeiten, kein Junkfood. Sie funktionieren also eher wie die unvoreingenommen Tiere in den Studien von Fred Provenza oder die unbedarften Kinder bei Clara Davis. Sie sind die intuitiven Esser.

Wie aber nun unterscheiden zwischen dem ehrlichen Bedürfnis des Körpers und einem schrägen Lustspiel der Psyche? Dazu gibt es bisher keine Untersuchungen. Wäre wohl auch zu komplex. Meine Lösung in der Praxis ist das rigorose Ablegen von Essverboten. Und wann immer die Frage auftaucht, ob der Appetit ein ehrlicher ist, geht man in eine Art Ausschlussverfahren. Mit gezielten Fragetechniken und vor allem kleinen Tests lässt sich ganz gut feststellen, ob es ein psychisches Bedürfnis ist. Wenn es das nicht ist, bleibt nur das körperliche, und der Appetit ist ehrlich (mehr dazu auf Seite 149).

Ein anderer Erklärungsansatz für ein Überessen mit Süßigkeiten und Junkfood könnte nach dem Modell des Liebig'schen Fasses von Frederick Provenza laufen (s. Seite 50). Sättigung funktioniert nicht, wenn wesentliche Nährstoffe, auch Mikronährstoffe oder vielleicht sogar die neuentdeckten sekundären Pflanzenstoffe, auf der Strecke bleiben. Dann will der Körper mehr essen, bis der Nährstoffbedarf erfüllt ist. Obwohl vielleicht längst viel mehr Energie in Form von Kalorien als nötig angekommen sind, fehlt es noch an Vitaminen, Mineralstoffen und vielleicht auch weiteren Mikronährstoffen. Und wenn der Körper nun keine Wahl hat, weil es zum Beispiel nur Fertigpizza gibt oder er nur Burger kennt, wird er wieder versuchen, es daraus zu ziehen. So könnte es den schwangeren Amerikanerinnen auch gehen: Sie finden kein angemessenes Lebensmittel, weil ihre Datenbank des Geschmacks nicht ausgeprägt genug ist. Es mangelt ihnen an greifbaren Geschmacksideen (s. Seite 151) für die relevanten Nährstoffe. Der Körper hat nicht abgespeichert, wo die fehlenden Vitamine, Mineralstoffe oder sekundären Pflanzenstoffe herkommen sollen, weil er sie bisher nicht ausreichend kennengelernt hat. Er kommt gar nicht auf Rote Bete bei Eisenmangel, weil er der Roten Bete noch nicht ausreichend begegnet ist, ihre Wirkung noch gar nicht abgespeichert hat. Und die fest einprogrammierten Vokabeln dagegen, die für vermeintliches Wohlbefinden, sind so schnell auf dem Schirm, dass dann doch nach Schoki, Chips und Junkfood gefragt wird.

4 Hunger

Was ist Hunger?

„Was ist Hunger für Sie?" diese Frage ist zentral in meinen Coachings. „Der Wunsch, etwas essen zu wollen" kommt dann oft nach kurzem Zögern. Manchmal auch sehr spontan: „Ein komisches Gefühl im Bauch", „Ein starker Drang, zu essen, der mich von allem anderen ablenkt", sagen wieder andere, sie können sich dann oft gar nicht mehr konzentrieren. Für die meisten ist es ein Gefühl. Wenn ich weiterfrage, kommen wir darauf, wo sie dieses Gefühl spüren. Im Bauch merken etwa 80 Prozent meiner Klienten etwas, irgendwie gibt es ein komisches Mundgefühl für etwa ebenso viele Menschen. Manchmal zieht das in den Hals hinunter, zur Kehle, das ist fast ein bisschen wie Übelkeit. Im Kopf- bzw. Hirnbereich kommt auch häufig eine Meldung an, die wird aber seltener wahrgenommen, vielleicht von 60 Prozent. Meist ist das ein Druck, eine Art Kopfschmerz, Konzentrationsprobleme bzw. Unruhe. Nur wenige spüren etwas im gesamten Körper bzw. in den Gliedmaßen. Das sind etwa 20 Prozent, die merken, dass ihnen die Arme oder Beine schwach werden, zittrig oder dass sich irgendwie in der Muskulatur ein undefiniertes Verlangen nach Essen ausbreitet. Meist sind es Sportler, die das spüren können.

Gar nicht so schlecht, diese Antworten. Ganz wissenschaftlich gesehen sind das wirklich die beiden Hauptzentren des Hungers: Kopf und Bauch – Gehirn und Magen-Darm-Trakt. Hier entstehen die Botschaften fürs Hungrigsein und fürs Sattsein. Hier wird also entschieden, ob gegessen wird oder nicht, wann man anfängt zu essen und wann man aufhört.

Dafür ist der Hunger da. Er lässt uns essen. Er sorgt für Energiezufuhr durch Nahrungsaufnahme im Körper. Und zusammen mit seinem Counterpart, der Sättigung, stellt er sicher, dass dauerhaft immer ausreichend Energie vorhanden ist und – wenn alles richtig funktioniert – auch nicht zu

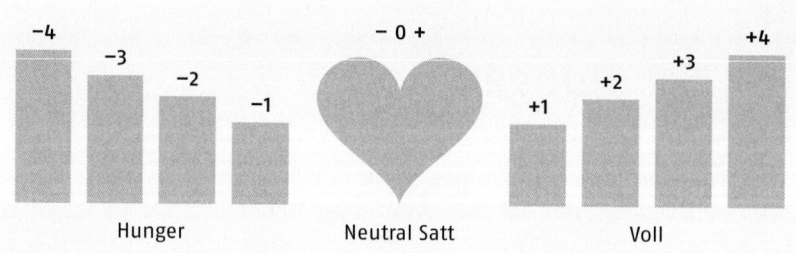

Sättigungsskala

viel. Diese Regelung dieses Gleichgewichts sorgt für ein konstantes Vorhandensein von Energie, die sogenannte Energiehomöostase. Wenn alles stimmt, sind Hungergefühl und Sättigungsgefühl so etwas wie die Leitplanken auf dem Weg zu einem gesunden Körpergewicht.

Was Tausende von Apps heutzutage für uns erledigen sollen, Energieverbrauch gegen Energieaufnahme ausrechnen, das hat unser feinabgestimmtes System für Hunger und Sättigung seit Urzeiten drauf, vermutlich seit Jahrmillionen. Man kann sich die beiden vorstellen wie zwei Enden auf einer Skala. Links der ganz starke Hunger und rechts die totale Sättigung. In der Mitte gibt es einen neutralen Zustand – weder hungrig noch satt –, da gehen die beiden ineinander über. Dazwischen liegen die Feinabstufungen.

Auf den Hunger hören bedeutet, sich angemessen mit Essen zu versorgen, wenn er sich meldet.

Mit meinen Klienten arbeite ich daran, den individuellen Bereich herauszufinden, in dem es ihnen gutgeht. Und wie sie sicher über den Tag kommen können – nicht zu hungrig, nicht zu satt. Auf den Hunger hören bedeutet, sich angemessen mit Essen zu versorgen, wenn er sich meldet. Es heißt aber auch, nichts zu essen, wenn er sich nicht meldet. Ignoriert man diese Signale auf Dauer, wird das Gleichgewicht gestört.

Hungerhormone – Botschafter für den Bedarf

Aber welche Relevanz hat das für die Forschung? Was weiß die über den Hunger und warum beschäftigt sie sich überhaupt so intensiv mit ihm? Ganz einfach: Wenn alle Menschen nur essen würden, wenn sie Hunger hätten, und nur Hunger hätten, wenn sie Energie aus dem Essen brauchen und dann auch wieder satt die Gabel sinken lassen würden, wenn sie genug gegessen haben, hätten wir nicht ein solches Problem mit dem Übergewicht. Die Frage heißt also: Was läuft falsch bei uns in Sachen Hunger und Sättigung? Seit einigen Jahrzehnten erst forscht man intensiver daran, wie die Körpersignale uns zum Essen auffordern, welche chemischen Wege im Körper dazu existieren, welche Hormone, also Botenstoffe des Körpers uns zum Essen bewegen und welche dazu, dass wir wieder aufhören.

Boten haben Nachrichten zu überbringen. Die Nachrichten des Hungers informieren über den Energiebedarf bzw. die Lagerfüllung des Körpers. Die Inventur wird hier nicht zum neuen Jahr gemacht, sondern quasi nach jeder neuen Lieferung. Bleiben wir beim Bild der Anlieferung, dann ist der Magen quasi die Annahmestelle. Ein Vorabcheck befindet sich im Bereich des Mundes. Die Zentren für Logistik und Verteilung sitzen überwiegend in Darm mit Spezialeinheiten in Bauchspeicheldrüse und Gallenblase.

Das Essen ist das Rohmaterial, unser Körper verarbeitet es weiter und produziert daraus, was ihn ausmacht: Knochen, Sehnen, Muskeln, Haut und Haare, die Organe. Heruntergebrochen auf die verschiedenen Formen von Gewebe: Wir bauen zum Beispiel stetig Knochengewebe auf und ab oder erneuern die Leber. Der Körper ist eine riesige Baustelle und Warenlager zugleich. Das Lagern ist kein Ziel des Körpers, sondern Teil seiner logistischen Verwaltung. Es sollte möglichst immer alles vorhanden sein, alle Nährstoffe, alle Brennstoffe.

Die Verarbeiter sind an erster Stelle unsere Verdauungsorgane. Der Magen zerkleinert und schließt chemisch auf, was dann im Darm ein Teil von uns wird. Bis hierhin lief das Essen ja durch eine Art Schlauch durch uns durch. Die Hohlräume wie Mund, Speiseröhre, Magen, Darm sind strenggenommen nicht unsere Innenwelt, sondern Orte der Außenwelt, in denen ausgesondert wird: Was lassen wir überhaupt hinein, was nicht? Oberentscheider und großer Türsteher am Ende: der Darm! Über seine durch Ausstülpungen und Einbuchtungen, die sogenannten Darmzotten, enorm vergrößerte Oberfläche können die Nährstoffe aus dem Essen effektiv aufgenommen werden. Manches geht einfach passiv hindurch, anderes wird aktiv ins Blut transportiert. Hier werden auch wesentliche Rückmeldungen gemacht, ob genug da ist oder nicht. Werfen wir einen Blick auf die Botschafter.

Hunger ist *das* Startsignal zum Essen. Meldung über eine verknappte Vorratslage machen Darm und Leber, in beiden Organen gibt es spezifische Zellsysteme, die als Sensoren arbeiten. Sie messen und melden dann einen eventuellen Energiebedarf. Zuständig für die Hungerhormonproduktion ist der Magen. Wenn der grummelt, entlässt er in der Regel mehr von dem hormonellen Hungermelder Ghrelin ins Blut. Gleichzeitig ist jetzt der Blutzuckerspiegel niedrig und damit auch wenig Insulin im Blut. Insulin ist das Hormon, das Zucker aus dem Blut zur Zelle transportiert, wo er in Energie umgewandelt werden soll. Wenig Insulin im Blut fordert den Körper auf, an die Fettreserven zu gehen. Dabei wiederum werden andere Hormone freigesetzt, die melden, das nun Reserven abgebaut werden, und so weiter.

Wie beim Dominospiel stößt ein Stein den nächsten an und manchmal überkreuzen sie sich, dann gibt es einen großen Crash, eine Reihe reißt die andere um und sie stoppen sich gegenseitig. Im Spiel der Hungerhormone ist es etwa oft das Zuckerhormone Insulin, was die Sättigung ausbremst. Zu viel Zucker im Blut bzw. ein ständig hoher Blutzucker führt zu einem Übermaß an diesem Hormon. Das wiederum veranlasst, dass viel zu viel Leptin ausgeschüttet wird. Die Empfänger für Leptinsignale, die eigentlich eine Sättigung an das Gehirn melden sollten, lassen wegen Überreizung langsam nach und verweigern quasi ihre Arbeit. Das Ergebnis: Trotz ausreichenden Essens kommt keine Sättigungsmeldung an. Die Zusammenhänge sind komplex. Die Sache ist einfach verzweigt und verzwickt.

Hinzu kommt, dass jedes Hormon mehrere Rollen hat in unserem Körper. Der Botenstoff Ghrelin zum Beispiel wirkt sich auch auf Schlaf und Stimmung aus. Umgekehrt wird bei Schlafmangel mehr Ghrelin ausgeschüttet, wir haben dann mehr Hunger, essen mehr, nehmen auf Dauer möglicherweise zu. Nach der Bildung im Magen oder Dünndarm meldet Ghrelin dem Gehirn, dass der Energiefluss durch die vorherige Mahlzeit aufgehört hat und jetzt Energiebedarf herrscht. Diese Nachricht geht an den sogenannten Hypothalamus, das wichtigste Steuerzentrum des vegetativen Nervensystems im Gehirn im Bereich des Zwischenhirns, mitten im Kopf etwa auf Augenhöhe. Dieser Hirnbereich ist für lebenswichtige Gleichgewichte im Körper verantwortlich: Aufrechterhalten unserer Körpertemperatur, für einen konstanten Blutdruck, für ausreichend Wasseraufnahme, für den Rhythmus von Schlaf- und Wachphasen, für die Steuerung des Sexual- und Fortpflanzungsverhaltens und eben auch für das Energiebalance aus der Nahrung.

Macht Ghrelin Meldung im Hypothalamus, dann wird hier das sogenannte Neuropeptid Y (in der Abkürzung heißt es NPY, einen schöneren, einfacheren Namen hat das Hormon leider nicht) freigesetzt und damit breitet sich das Hungergefühl auf Hirnebene aus. Auch dies ein Alleskönner, das NPY. Es greift ebenfalls in viele Prozesse steuernd ein: In die Entwicklung von Stresssymptomen und Angst, epilptischen Krämpfen, Insulinausschüttung oder die Bewegungen des Magen-Darm-Traktes.

Der Körper entsendet Hormone nach Vorratslage: Je besser die Reserven, je mehr Körperfett vorhanden, desto weniger vom Hungermelder Ghrelin gibt es im Körper. Ist jemand dabei abzunehmen und reduziert das Körperfett, wird mehr Ghrelin rausgeschickt. Allerdings sind manche der Experten auch der Meinung, dass das Gegenteil der Fall sei: Wer Diät hält, reduziert den Hunger irgendwann. Es muss noch viel erforscht werden.

Ghrelin steigert nicht nur die Esslust, es sorgt auch fürs Energiesparen, kann den gesamten Stoffwechsel verlangsamen, speziell im Fettstoffwechsel Sparmaßnahmen veranlassen, die Körpertemperatur reduzieren. Wird gegessen, sinkt der Gehalt an Ghrelin im Blut wieder, Nährstoffe senken den Ghrelinspiegel. Dabei streiten sich die Studien noch, ob es auf Eiweiß und Kohlehydrate besser reagiert oder auf Fett.

Es gibt auch hier einige Kontrollstationen, die früh melden, was in den Körper gelangt. Als erste Instanz galt lange der Magen. An der Ausdehnung wird hier erkannt, dass Nahrung ankommt. Neue Erkenntnisse zeigen jetzt aber, dass schon im Mund eine Messung startet. Der Kauakt selbst scheint zu wirken, aber auch Geruchs-, Geschmacks- und Mechanorezeptoren des Nase-Mund-Rachen-Raums geben vermutlich Meldung und tragen mit bei zur Sättigung.

Ständig wird nachgemessen, nachkorrigiert. In jedem Fall geht es darum, ein Gleichgewicht zu erzielen, die Strategie des Körpers, mit der er ein konstantes Körpergewicht erhält. Ein gesunder Mensch isst also von innen heraus nicht zu viel oder zu wenig. Bei vielen Übergewichtigen ist dieses

Sättigungsgefühl allerdings gestört, sind die Hormone aus dem Takt geraten. Kein Wunder bei dem Durcheinander.

Das Hungerhormon ist nicht der einzige Herrscher. Leptin heißt sein wichtigster Gegenspieler. Es ist quasi das Stoppsignal für die Nahrungsaufnahme – und für die Sättigung verantwortlich. Dieses Hormon wird vor allem von Fettzellen gebildet. Es hemmt die Freisetzung von Ghrelin und bremst damit den Hunger. Auch andere appetitstimulierende Stoffe werden gehemmt durch Leptin. Auf der anderen Seite kann es direkt bestimmte Appetitzügler wirken lassen. Wunderbar, denkt man. So könnte man doch einfach allen Übergewichtigen ein bisschen Leptin ins Essen mischen und schon wären sie schneller satt. Pustekuchen: Gerade Menschen mit zu viel Fett im Körper haben auch zu viel Leptin. Je mehr Leptin, desto mehr Sättigungssignale empfängt das Gehirn. So viel, dass die Rezeptoren schon regelrecht abgestumpft sind gegenüber seiner Wirkung. Das Hormon wirkt einfach nicht mehr bei ihnen. Sie leiden unter Leptinresistenz.

Dazu kommt es aber nicht nur durch zu viel Fettgewebe im Körper. Auch das falsche Essen kann schuld sein. Die sogenannte Cafeteria-Ernährung, ein hochkalorischer Mix aus süßem, fettigem und vitaminarmem Essen, gegebenenfalls mit einer Dosis Zusatzstoffe, kann auf Hirnebene zu Veränderungen führen, die manche Forscher ebenfalls als Auslöser für Leptinresistenz und Übergewicht sehen. Diese Hormonblockade wirkt zumindest bei Versuchstieren viel schneller, noch bevor sie überhaupt richtig zugenommen haben.

> Auch das falsche Essen kann schuld sein, wenn man nicht satt wird.

Im Gegensatz zu Ghrelin wirkt das Leptin übrigens eher aktivierend: Es erhöht die Herzfrequenz, die Aktivität des sympathischen Nervensystems, den Blutdruck. Schmilzt das Fett, so gibt es weniger Leptin und der Appetit nimmt zu. Auf diesem Weg kann sich auch eine Leptinresistenz wieder normalisieren.

Dieses Hin und Her der Hormone schaukelt sich durch unseren Essalltag wie ein Tanz. Den Leptin-Ghrelin-Tango nennen es manche Forscher. Wer sonst noch mittanzt? Man zählt vor allem Cholecystokinin (CCK), Glucagon-like Peptide (GLP-1), Peptid YY (PYY) und Cortisol mit zum Ensemble. Auch hier gibt es leider keine schöneren Künstlernamen. CCK, GLP-1, PYY auf der Seite der Sattmacher. Das Stresshormon Cortisol arbeitet, langfristig zumindest, dagegen, selbst wenn kurzfristiger Stress den Appetit gern mal versiegen lässt. Wobei das Wechselspiel zwischen Stress und Essen zusätzlich Typfrage zu sein scheint; manche bekommen bei keiner Form von Stress etwas herunter. Mehr Probleme haben aber die, die zu viel essen.

Viel Ghrelin könnte nicht nur den Essdrang fördern, sondern auch die Essensauswahl lenken, hin zu einer sinnvollen Nahrungsquelle. Zumindest funktionierte das bei Ratten. Völlig erstaunt waren einige schwedischen Neurowissenschaftler. Sie hätten erwartet, dass eine Extraportion Hungerhormon die Tiere dazu bringt, mehr energiedichte Nahrung mit einem großen Effekt auf das Belohnungssystem in sich hineinzustopfen. Zuckerpellets und eine gepresste Masse aus Fett hatten sie für die kleinen Knabberer im Angebot, quasi das Äquivalent von Chips und Schokolade für das Versuchstier. Aber das griff hier nicht zu. Das Versuchstier fraß, wenn es so richtig guten Hunger hatte, das gute alte Rattenfutter. Für den kleinen Rattenkörper auf lange Sicht die beste Wahl. Wenn man so richtig hungrig ist, schmeckt eben doch ein Käsebrot besser als ein Schokomuffin.

◐◐ Warum werden wir nicht satt?

Die Dominoeffekte von Hunger und Sättigung können durch externe Reize, wie optische Eindrücke, Geruchs- und Geschmackswahrnehmungen, sowie durch interne Signale, zum Beispiel Darmfüllung, Füllung der Fettreserven, Ankunft von Nährstoffen im Magen und Darm, Blutglukosespiegel, ausgelöst werden.

Und ob wir satt werden, hängt auch von unseren Mitbewohnern ab, von Milliarden winzigster Lebewesen in uns, der Darmflora, heute ein bisschen moderner als Mikrobiom bezeichnet. Wie kann es sein, dass solche Miniwesen einen derartigen Einfluss auf uns haben? Vollstes Vertrauen. Die Darmbakterien sind seit Millionen Jahren ganz eng mit uns verbunden und wir haben uns in einer sogenannten Symbiose entwickelt. Keiner kann ohne den Anderen. Im besten Fall tut jeder das Beste für den anderen. Diese kleinen Wesen sind vermutlich auch verantwortlich für die interpersonellen

Unterschiede in der Essensverwertung. Gerade die letzten Jahre der Ernährungsforschung zeigten: Gleiches Essen bringt doch völlig unterschiedliche Ergebnisse im Körper verschiedener Menschen. Und so auch unterschiedliche Sättigung.

Auf welchem Wege der Darm uns satt, schlank oder eben dick macht, dazu muss noch viel herausgefunden werden. Bisher vermutet man: Die Ausscheidungsprodukte der Bakterien, bestimmte Fettsäuren wie Butyrat, Propionate und Azetate, sorgen für mehr sattmachende Hormone aus dem Darm selbst und regen auch die Freisetzung von Leptin aus dem Fettgewebe an. Menschen mit Übergewicht haben andere Bakterien, vor allem weniger verschiedene Sorten, als Schlanke. Bei ihnen werden weniger der guten Ausscheidungsprodukte der Bakterien produziert. Dicke haben anscheinend verstärkt einige explizit als gesundheitsschädlich geltende Bakterien, wie Staphylokokken und Clostridien, im Darm. Und je mehr davon, desto stärker das Gewichtsproblem. Vom direkten Sattmachen einmal abgesehen können gute Bakterien im Darm glücklich machen, unsere Stimmung aufhellen, und auch das schützt im Umkehrschluss davor, dass wir aus Frust mehr essen als nötig. Bei schlechter Laune merken viele Menschen ebenfalls nicht, wann sie satt werden.

Diese Bakterien sind sehr sensibel. Sie brauchen gutes Futter, lieben schwerverdauliche Fasern aus Vollkorn oder Gemüse, gute Fette, wenig Zucker, vertragen keine Emulgatoren und andere Zusatzstoffe und bevorzugen eine stressfreie Atmosphäre.

Sich vor Stress schützen hilft auch wieder für ein gutes Sattsein. Ein kanadisches Forscherteam zeigte, dass junge Frauen nach einem Stresstest mit öffentlichem Sprechen und dem Lösen mathematischer Probleme mehr vom Hungerhormon Ghrelin im Blut hatten. Normalerweise reicht es dann, ein bisschen zu essen, um die chemische Körperreaktion zu dämpfen. Diejenigen, die vorher als emotionale Typen ermittelt wurden, konnten die hormonelle Essaufforderung anschließend allerdings nicht durch Essen in den Griff bekommen. So reagiert das Ghrelin also auch auf das Gefühlsleben.

Aber es gibt noch völlig überraschende Einflüsse, die die Stärke von Hunger und Sättigung beeinflussen. Solche, an die man erstmal nicht denken würde. Nicht nur Stress macht hungriger oder Schlafmangel; die Zeit, zu der man isst, scheint ebenfalls eine Rolle zu spielen, und sogar, ob man vorher davon wusste oder mit Essen überrascht wurde. Wie die Versuchspersonen eines Lübecker Forscherteams: Diese wurden im Rahmen einer Studie aus dem Jahr 2012 in zwei Gruppen aufgeteilt. Alle kamen um acht Uhr in der Uni an, alle bekamen um zehn Uhr ein Frühstücksbuffet. Die eine Gruppe wusste vorher von dieser Mahlzeit, die andere dachte, dass sie bis um 12 Uhr ausharren müsste. Die Überraschten aßen beim anschließenden Kekstest zur Mittagszeit deutlich mehr als die, deren Frühstück geplant in den Tag kam.

Das sind nur einige Beispiele dafür, wie wenig wir wissen, wie unüberschaubar beeinflussbar dieses System von innen und außen ist, wie störanfällig auch.

Ein weiterer Störfaktor könnte, wie vorher beim Leptin erwähnt, das moderne Essen sein. Die sogenannte *Cafeteria Diet* (Cafeteria-Ernährung) gilt in der Forschung inzwischen als bestes Mittel, um Ratten das gefährliche Metabolische Syndrom anzuzüchten, den Mix aus Übergewicht, Diabetes, Leberverfettung, Entzündungsreaktionen im ganzen Körper und all deren Folgen wie Herz-Kreislauf-Erkrankungen. *Cafeteria Diet* ist dabei der Fachausdruck für einen Mix aus Snacks, die man in der Kantine nach der Mittagszeit noch bekommt, im Süßigkeitenautomaten oder in der Bäckerei: Kuchen, Keksen, Muffins, Pizzasnacks, Pommes, Würstchen oder Burger. Per Definition der Wissenschaftler sind das Lebensmittel, die besonders viel Salz enthalten, Zucker und Fett. In der Realität sind sie in der Regel außerdem hoch verarbeitet und enthalten auch Aromen und Zusatzstoffe. Was nicht drin steckt: wertvolle Nährstoffe wie gute Fette, Ballaststoffe, Vitamine oder sekundäre Pflanzenstoffe. Wenn Ratten freien Zugang zu Essen dieser Art bekommen, überfressen sie sich – anders als beim normalen Rattenfutter. Sie werden anscheinend einfach nicht satt.

Ratten, die an einer brasilianischen Universität 35 Tage lang eine Cafeteria Diet bekamen, hatten im Vergleich zur Kontrollgruppe ordentlich zugelegt und zeigten veränderte Hungerhormone. Sie fraßen in dieser Zeit Schokolade, Toffees, Donuts, gefüllte Kekse, Brot, Schinken, Salami, Käse und Erdnüsse. In einer spanischen Studie wurden Rattenkinder 12 Tage lang mit solchem Essen gefüttert. Sie fra-

Von der
Cafeteria Diet
zum Metabolischen
Syndrom

ßen mehr Kalorien als die Vergleichsgruppe, hatten mehr Neuropeptid Y im Blut, Leptin und Insulin wirkten schon nicht mehr so gut bei ihnen, sie zeigten insgesamt Störungen der Nahrungsregulation auf Hirnebene. Nach dieser Zeit waren sie zwar noch nicht schwerer als ihre normal essenden Mitratten, doch ihre Fettmasse hatte sich verdoppelt. In nur 12 Tagen.

Dass unser Essen ein anderes ist, das ist vielleicht eine von vielen Antworten auf die Frage: Warum klappt es bei den wilden Tieren mit der Energiebalance, aber bei uns nicht? In jedem Fall sehen wir, dass wir mit simplen Lösungen wie „abends viel Eiweiß essen, um gut satt zu werden" nicht weiterkommen.

Was meiner Erfahrung nach in der Praxis wirklich zählt, ist, dass wir üben, den Hunger bewusst wahrzunehmen. Und darauf reagieren. Es geht darum, sich ordentlich mit gutem, ehrlichem Essen zu versorgen, wenn Energiebedarf herrscht. Und aufzuhören, wenn man satt ist. Dazu gehört auch festzustellen, welche Lebensmittel einen gut sättigen und nach welchem Essen man zwar voll, allerdings auch sofort wieder hungrig wird. Dann findet man mit der Zeit selbst oder mithilfe eines guten Coaches heraus, was ganz individuell hilft, jeden Tag in jeder Situation gut satt zu werden, und was einen daran hindert. Ich habe jahrelang versucht, die perfekten Esskombinationen aufzustellen, um meinen Klienten zu helfen. Das ist schon manchmal hilfreich, aber das innere Maß zu finden und einzuhalten ist so viel wichtiger und lässt sich einfach ein Leben lang umsetzen. Ohne Rechnen, ohne Nachdenken, ohne Stress.

5 Signalstörer

Betrachten wir die inneren Körpersignale Appetit, Hunger und Sättigung als feinabgestimmtes System, das natürlicherweise dem bestmöglichen Überleben des Organismus dient, dann fragt man sich, warum dieses faszinierende Gleichgewicht offensichtlich in der breiten Masse – zumindest der westlich zivilisierten Welt – nicht mehr richtig funktioniert. Was funkt uns dazwischen und stört die Signale?

Vieles zeigt uns die Geschichte im folgenden Beispiel einer meiner Coaching-Klientinnen. Vergleichen wir Aninas Leben kurz innerlich mit dem Leben und den Bedingungen von Provenzas Ziegen.

Anina isst eigentlich fast gar nichts und nimmt trotzdem stetig zu. Sie fühlt sich schlapp und energielos und möchte gern endlich die ätzenden fünf Kilo loswerden, an denen sie sich seit Jahren abrackert. Sie glaubt, dass es an den Kohlehydraten liegt und natürlich an der fehlenden Bewegung. Abnehmen funktioniert immer ganz gut, wenn sie strikt ihren Plan durchziehen kann. Dann schafft sie es, abends auf Brot und Nudeln zu verzichten. Richtig kontrolliert sein kann sie aber nur, wenn es ihr gut geht. Das geht nur gar nicht, wenn sie unglücklich ist oder wenn sie die Arbeit stresst. Der Klassiker für sie: ein stressiger Bürotag. Vielleicht ist es kurz vor Redaktionsschluss zur neuen Ausgabe, für die sie schreibt. Da fällt das Mittagessen besser aus, wenn man es sich nicht mit der Chefredakteurin verderben will zumindest. Also lieber durchziehen und notfalls an die Süßigkeitenschublade gehen. Wenn mal ein paar Minuten bleiben, schnell ein Sandwich holen. Das lässt sich dann nebenbei, zumindest beim erneuten Durchgehen des fertigen Textes, essen. Zur Sicherheit nimmt sie sich in so einer Situation gleich noch ein Franzbrötchen mit. So ein Käsebaguette macht sie irgendwie nicht lange satt. Abends bleibt sie lange im Büro, um auch die letzten Seiten noch fertigzubekommen.

Leichter Schwindel ist da schon mal drin auf dem Heimweg und einfach eine totale Hungerschwäche im ganzen Körper. Auf jeden Fall kann sie eines nicht mehr heute Abend: kochen! Also etwas mitnehmen auf dem Heimweg. Sushi? Nein, dafür ist der Hunger zu groß. Salat mit Hähnchenbrust? Ist auch gerade nicht das Richtige. Pasta. Sahnig. Nicht perfekt, was der Pizzamann bei ihr um die Ecke kocht, aber macht definitiv richtig voll. Sie nimmt eine große Portion Pasta mit Schinken-Sahne-Sauce, stürmt nach Hause, Schuhe aus und lässt sich aufs Sofa fallen. Endlich! Essen. Sie schaltet den Fernseher ein, lehnt sich gemütlich zurück und beginnt zu essen. Ihre Soap läuft und es wird dramatisch.

Dramatischer aber ein rasender Gedanke: Eigentlich wollte sie heute Abend zum Bauch-Beine-Po-Kurs. Wieder nicht geschafft. Immer vor Redaktionsschluss gibt es so einen Stress im Büro. Nur weil ihre Chefin nicht vernünftig planen kann und die neue Kollegin immer noch nicht ihr Pensum schafft. Dabei bekommen sie das gleiche Geld. Solche Kopfschmerzen bekommt sie davon und den Abend kann sie definitiv wieder mal vergessen. Wie soll sie das nur aushalten? Erst nachdem sie in der Werbepause kurz nach ihrem Pastapaket auf dem Schoß schaut, merkt sie, dass es schon fast leergegessen ist. War sie das? Stimmt, sie fühlt sich schon ziemlich voll. Aber zufrieden? Noch lange nicht! Sie schaut nach, was sie noch im Kühlschrank hat.

Stress – Zeitnot – Ablenkung – Zucker – Aromen – Fernsehen – Taktlosigkeit sind einige Faktoren, die hier in Aninas Sättigung reinstören. Anders als es bei den wilden Tieren läuft oder bei Clara Davis' Kindern.

In meiner Arbeit nenne ich diese Mechanismen, die uns vom ehrlichen und gesunden Appetit abhalten, Signalstörer. Ich gebe hier einen Überblick über die Top Ten, die mir am häufigsten in der Praxis begegnen und meiner Einschätzung nach den größten Einfluss haben.

●● Überhörte Signale

Wenn man regelmäßig die Signale des Körpers für Hunger, Appetit und Sättigung überhört, werden sie immer schwächer. Wir verlieren also die natürliche Regulation für die richtige Essensmenge. Das passiert auf lange Sicht. Im Extremfall sehen wir das bei den Magersüchtigen, die kaum noch Hunger empfinden beziehungsweise ihn nicht mehr als Aufforderung wahrnehmen. Aber das kann sogar normalen, nicht essgestörten Menschen so gehen.

Auch die Wissenschaftler finden: Das Überhören der Signale schadet.

Die Psychologieprofessorin und Expertin für die Wahrnehmung körpereigener Signale Beate Herbert von der Universität Ulm ist sicher, dass man die Meldung für Hunger und Sattsein abschwächt, quasi verlernt, wenn man sie überhört. Auch die amerikanische Professorin und Fachfrau für Übergewicht Lauren Outland leitet das aus ihren Analysen und den bisherigen Erkenntnissen ab. Wer Hunger und Sattsein also nicht beachtet, die Signale übergeht, zerstört deren Wirksamkeit Stück für Stück. Das läuft in beide Richtungen, also wenn man Hunger ignoriert und eine Mahlzeit übermäßig herausschiebt oder zu früh aufhört beim Essen, obwohl man noch Hunger hat. Aber eben auch, wenn man anfängt zu essen, obwohl man noch satt ist, oder wenn man über den Punkt des Sattseins hinaus einfach weiter isst. Man isst nicht aus dem ehrlichen Bauchgefühl heraus, und das bedeutet falsche Mengen und nicht die eigentlich angesagte Lebensmittelauswahl. Es wird gerade untersucht, ob ein bewusstes Trainieren der Signale, das Sich-Selber-Zuhören, der richtige Weg zum gesunden Essen ist. Ich bin der Meinung, es funktioniert und ist der allererste Schritt, den jeder gehen sollte, der sich gesünder ernähren möchte.

 Stress

Um den Stress komme ich gar nicht herum in meiner Arbeit. Ich habe auch welchen, aber viel bedeutender: Die Esser, die ich informiere, berate oder coache haben ihn. Und sobald wir Stress und Essensverläufe über den Tag miteinander abgleichen, finden sich oft die wahren Probleme ganz schnell.

So sehr es mir in meiner alltäglichen Feldforschung begegnet, so intensiv werden auch in der Wissenschaft diese Zusammenhänge untersucht. Ein umfangreiches finnisches Forscherteam aus 16 Fachleuten der Bereiche Gesundheitswissenschaft, klinische Ernährung, Psychologie und Pharmakologie zeigte 2016 an 339 übergewichtigen Studienteilnehmern, wie Stress die Leute vom ehrlichen Essen ablenkt: Sie wählen anders aus. Diejenigen, die ihr Leben als stressiger empfanden, konnten sich am wenigsten auf ihre körpereigenen Signale für Hunger und Sättigung verlassen. Wichtigster Satz im Fragebogen: „Wenn ich gestresst bin, esse ich, obwohl ich keinen Hunger habe." Sie konnten also nicht intuitiv essen. „Ich höre auf zu essen, wenn ich satt bin, nicht voll." wurde von den Gestressten deutlich weniger angekreuzt. Sie hatten das Gefühl, unkontrolliert zu essen („Manchmal kann ich einfach nicht aufhören zu essen."), und oft einfach nur, um Gefühle zu dämpfen („Wenn ich traurig bin, esse ich mehr, als ich brauche."). Männer wie Frauen.

Und der Stressfaktor wirkt sich anscheinend auch konkret auf die Lebensmittelauswahl aus. Zumindest ein bisschen: Je mehr Stress die Leute hatten, desto weniger haben sie zum Beispiel von Vollkornprodukten gegessen – mit leichter Tendenz zu weniger Obst und Gemüse. Sie hatten auch unregelmäßigere Mahlzeiten mit zunehmendem Stresslevel und konnten sich schlechter auf das Essen konzentrieren. Und die Erfahrung aus der Praxis zeigt deutlich: Wenn wir im Coaching das Stressessen an der Wurzel packen, bringt das auf der Waage und für das Wohlgefühl so viel mehr als Kohlehydrate einzusparen. Und das Schöne: Wenn es im Kopf einmal den Reset gegeben hat, muss man nicht mehr darüber nachdenken

Ein möglicher Mechanismus, über den Stress das Sattsein stört und dick machen kann, läuft über unsere Schaltzentrale für das Energiegleichgewicht im Gehirn, den Hypothalamus. Gerade chronischer Stress wirkt sich auf ein wichtiges Nerven-Hormon-System unseres Körpers aus: die sogenannte Hypothalamus-Hypophysen-Nebennierenrinden-Achse. Hier sind die beiden Hirnbereiche Hypothalamus und Hypophyse aktiviert, sie geben Meldung an die Nebennieren, das sind kleine Organe, die an den Nieren sitzen, und dort werden verstärkt das Stresshormon Cortisol ausgeschüttet und Glukokortikoide. Dieses Stresshormonsystem ist mitverantwortlich für Prozesse der Verdauung, des Immunsystems, der Stimmung, für Emotionen und Sex, für Energiespeicherung und -verwendung. Insulin, das Hormon, was normalerweise den Zucker aus dem Blut zu den Zellen transportiert, reagiert nicht mehr gut, wenn diese Stresshormone hochschnellen. Man spricht von Insulinresistenz, das heißt, das Hormon wirkt nicht mehr richtig, der Körper reguliert gegen, indem er immer mehr ausschüttet, das wiederum stoppt die Fettverbrennung. Immer mehr Fett wird im Blut angereichert und ganz besonders entwickelt sich jetzt mehr des als ungesund geltenden Bauchfettes.

Aber auch akuter Stress kann sich auf veränderte Energieaufnahme auswirken. Und sogar die Hektik, konkret beim Essen. 20 Minuten intensiv kauen, damit man merkt, dass man satt ist, das haben viele so gelernt. Und die These gilt, dass der Magen vorher noch keine Meldung erhalten hat. Erwartbar bewirkt also schnelles Essen, dass die Menschen insgesamt mehr essen, schlussfolgern japanische Epidemiologen aus ihren Beobachtungen von fast 5000 Essern. Es scheint allerdings auch, dass mit den Hormonen manches schief läuft: Wer oft schnell isst, stört ebenfalls das Insulin und hemmt den Fettabbau, vermuten die Wissenschaftler, wie beim chronischen Stress. Und dann macht schnelles Essen darüber die Menschen dick.

Stress muss aber nichts mit Hektik und Zeitmangel zu tun haben. Auch totale Langeweile kann Stress sein oder Perspektivlosigkeit, nicht wissen, wie man eine Situation lösen soll. Ob das nun die Ehekrise ist, der Konflikt mit dem Chef, die unlösbare Aufgabe im neuen Job oder gerade die andauernde Arbeitslosigkeit.

Die Energieaufnahme gerät bei Stress noch auf anderen Wegen durcheinander. Zum Beispiel wird unter stressigen Bedingungen weniger Sättigungshormon ausgeschüttet. Das ist ganz wichtig zu wissen, finde ich. Früher klang es immer ein bisschen so, als ob sich die Leute bei Stress einfach schlecht unter Kontrolle hätten und darum zunahmen. Aber nein: Man wird tatsächlich auf hormoneller Ebene schlechter satt. Es gibt wesentlich mehr Mechanismen, doch dies ist kein Fachbuch mit Anspruch auf Vollständigkeit. Belassen wir es dabei. Was zählt: Stress stört die Signale für Hunger und Sättigung.

Bei Stress wird man auf hormoneller Ebene nicht satt.

Dass Stress zum Überessen führt, steht außer Frage. Es kann allerdings auch in die andere Richtung laufen: Es gibt einige Menschen, die bekommen bei Stress gar nichts runter. Auch das ist eine natürliche Reaktion und Typfrage. Aber man hat herausgefunden, dass gerade diejenigen, die Gewichtsprobleme haben, so reagieren: Mehr Stress = mehr essen. Außerdem ändert Stress das, was wir uns in einer solchen Situation zum Essen aussuchen. Besonders interessierten sich Versuchspersonen im Stresstest für Desserts, Süßigkeiten, fettige Snacks – Energiereiches. Auch im Coaching erlebe ich seltenst, dass Menschen unter starkem Stress Appetit auf frischen Salat oder eine gute Suppe bekommen.

Dass man als Stress-Esser nicht unbedingt geboren sein muss, zeigt eine Untersuchung der Universität Birmingham von 2015. Kinder, denen das Essen von den Eltern aus Gesundheitsgründen eingeschränkt wurde, aßen nämlich mehr süße und fette Snacks, obwohl sie keinen Hunger hatten, wenn man sie in einer Laborsituation unter Stress setzte. Essen ohne Hunger und nur aufgrund von Stress und schlechten Gefühlslagen war ihnen regelrecht antrainiert worden. Genauso kann man, so sehe ich es in der Praxis, solche Verknüpfungen wieder entkoppeln. Das erfordert ein bisschen Training, aber es lohnt sich.

Was kann man sonst tun, um Stress abzubauen? Untersucht wird immer wieder, wie gut sich Meditation langfristig auf die hormonelle Antwort auf Stress auswirkt. Selbst wenn die Situation die gleiche bleibt, die Botenstoffe im Körper signalisieren weniger Bedrohliches, weniger Stressbotschaften bedeuten weniger Dramatik. Schon 12 Minuten Meditation täglich führten zu einer messbaren Reduktion von Stress und seinen Auswirkungen. In der Praxis zeigt sich: Das bestimmt auch die Essauswahl. Es muss aber nicht meditiert werden; manche können das ja gerade nicht, wenn ihr Leben Kopf steht. Für die einen hilft vielleicht Yoga, für andere nur exzessiver Ausdauersport, manche brauchen Waldspaziergänge, manche müssen Tango tanzen, andere finden Ruhe, wenn sie anfangen Briefmarken zu sammeln. Nicht mein Favorit, aber manche Menschen können wunderbar beim Einkaufsbummel entspannen. Das Wichtige scheint: sich auf etwas konzentrieren, das einem gut gefällt. Ganz bei der Sache sein. Tief atmen und loslassen. Wenigstens für eine Weile. Es gibt kein Besser oder Schlechter, außer: Je leichter die gewählte individuelle Lösung fällt, desto wirksamer!

Am stärksten soll die Wirkung von Stress aufs Essen übrigens am späteren Nachmittag sowie abends an Wochentagen sein, zeigt eine Untersuchung von Gesundheitswissenschaftlern und Verhaltensforschern, die 2016 im Magazin *Appetite* erschien. Das kann ich nur bestätigen. Und damit kann man arbeiten. Hier bewusst kleine Antistress-Oasen einfügen, besonders vor dem Essen, ist schon eine großartige Hilfe. Man muss ja nicht gleich sein ganzes Leben ändern.

●● Zusatzstoffe

Zusatzstoffe im Essen sind von der Evolution definitiv nicht eingeplant wurden in unser System für Hunger und Sättigung. Dafür sind sie schlichtweg noch zu neu. Lebensmittelzusatzstoffe sind auch als E-Nummern bekannt. Das sind kryptische Zahlen, die hinten im Zutatenverzeichnis der Lebensmittelpackung stehen. Solche Nummern schreibt aber kaum noch ein Hersteller hinein, weil sich die Verbraucher inzwischen ziemlich einig sind, dass sie nichts essen wollen, was nach Chemie klingt. Darum versucht man es eher als freundlicher klingende Wörter auszuschreiben.

In der EU sind zurzeit 320 Zusatzstoffe zugelassen. Man kann sie nach ihrer Funktion einteilen, zum Beispiel gibt es Antioxidationsmittel, Emulgatoren, Farbstoffe, Füllstoffe, Geschmacksverstärker, Konservierungsstoffe, Mehlbehandlungsmittel, Modifizierte Stärke, Schaumverhüter, Stabilisatoren, Süßungsmittel oder Verdickungsmittel. Nichts von alledem klingt so, als ob Sie es gern essen wollten? Kann ich verstehen. Diese Stoffe sind auch nicht für den Esser gemacht, sondern für den Hersteller und den Handel. Also dafür, dass Produkte sich leichter und billiger herstellen lassen und dann im Regal länger überleben, lange frisch aussehen, nach langer Zeit noch schmecken wie am ersten Tag.

Bei der Mitarbeit an der Datenbank zu den Lebensmittelzusatzstoffen vom *Food-Detektiv Dr. Watson* (www.food-detektiv.de) habe ich die Studienlage vor gut zehn Jahren bereits eingesehen. Damals hat sich aber in der Öffentlichkeit noch kaum jemand Gedanken über solche Stoffe gemacht. Heute kann man sogar in Lifestyle-Magazinen wie *Men's Health* oder *Fit for Fun* nachlesen, wie negativ sich Geschmacksverstärker auf unsere Sättigung auswirken. Und ein Nachrichtenformat wie der *Focus* schreibt über die Zusatzstoffe E433 und E466, die als Emulgatoren wirken, die Darmflora durcheinanderbringen und damit nicht nur Krebsentstehung fördern, sondern auch die Sättigungssignale stören und zu Übergewicht führen können. Wie die Chemie im Essen uns aufmischt, gerät jetzt ins populäre Blickfeld.

> Die wesentlichen Signalstörer unter den Zusatzstoffen: Geschmacksverstärker und Süßstoffe

Die wesentlichen Zusatzstoffgruppen, die mir in meiner Arbeit mit der Sättigung immer wieder dazwischenfunken, sind Geschmacksverstärker und Süßstoffe. Dazu kommen die zugesetzten Aromen. Sie zählen nicht zu den Zusatzstoffen. EU-weit im Einsatz sind Tausende von ihnen. Untersucht vor der Zulassung werden sie noch schlechter als die Zusatzstoffe.

Im Folgenden ein kurzer Galopp durch die Welt dieser Appetit- und Sättigungsstörer.

●●● Aroma – Geschmack ohne was dahinter

Zugesetzte Aromen, ob sie nun „natürliche Aromen" heißen oder nicht, bringen Geschmack dahin, wo sonst keiner wäre. Das Problem dabei: Fehlmeldung an das Gehirn. Wenn wir im Bild der Geschmacksdatenbank bleiben, bedeutet ein zugesetzter Aromastoff nichts als leere Worte. Ein Joghurt etwa, dem man Erdbeeraroma, ein bisschen Zucker, etwas Farbstoff und eine halbe Erdbeere zusetzt, hält nicht, was er verspricht. Das ist eine Irritation für den Körper. Was genau dadurch passiert, ist kaum erforscht.

Für mich gibt es drei eindeutige Hinweise, dass man lieber die Finger davon lässt: 1. In der Tiermast verwendet man Aromen, um die Tiere zum Überessen zu bringen. Ferkels Sättigung verhindert man angeblich am besten mit Erdbeer- und Sahnearomen. 2. Der Verband der deutschen Aromenhersteller selbst räumte einst ein, dass Übergewicht eine Folge der Aromatisierung von Lebensmitteln sein kann. 3. Zugesetzte Aromen sind so heftig und intensiv, dass sie einem regelrecht den Appetit auf naturbelassenes Essen verderben – vor allem Kinder, die damit schon im Mutterleib geprägt wurden, bevorzugen oft die künstlichen Geschmacksstoffe.

Die ersten beiden Fakten sind tief und vertrauenswürdig recherchiert vom Nahrungskritiker und ehemaligen *SPIEGEL*-Redakteur Hans-Ulrich Grimm und lassen sich ausführlich nachlesen in seinem Buch *Die Suppe lügt*. Auch die Verbraucherzentrale Hamburg erkennt den Fakt an und nennt auf ihrer Website im Jahr 2011 als eine Folge der Aromatisierung von Lebensmitteln das Übergewicht: Aromen regen zum Mehressen an. Die Verbraucherzentrale fügt hinzu, dass der standardisierte Einheitsgeschmack und die Überaromatisierung dazu führen, dass Naturbelassenes geschmacklich nicht mehr reicht. Eine Art Abstumpfung der Sinne also. Und sie gibt außerdem zu bedenken, dass damit wertvolle Bestandteile fehlen: Wenn Aromen statt Früchte gegessen werden, fehlen in der Ernährung Vitamine und Mineralstoffe und natürlich die sekundären Pflanzenstoffe (s. Seite 49).

Auch das Verbrauchermagazin *Ökotest* zeigt Bedenken: „Was in der Kindheit geschmacklich abgespeichert wird, ist später dominierend", sagte 2014 dort Professor Hanns Hatt vom Lehrstuhl für Zellbiologie an der Universität Bochum. Untersuchungen des Technologie Transfer Zentrums Bremerhaven (TTZ) zeigten, dass diejenigen, die als Kind an künstlichen Bananengeschmack, Vanillin oder synthetisches Erdbeeraroma gewöhnt waren, auch später auf extra aromatisierte Lebensmittel stehen. Und dafür gern die Originalprodukte, zum Beispiel einen mit richtigen Erdbeeren versetzten Naturjoghurt, stehen lassen oder Obst und Gemüse ganz und gar zu langweilig fanden. Verdorbener Geschmackssinn also.

Was ist aber eigentlich Aroma? Das Wort kommt aus dem Griechischen und bedeutet soviel wie „Gewürz", „Duft" oder „Parfüm". Selbstverständlich enthalten alle Lebensmittel Aromen, Duftstoffe, die von Natur aus in ihnen vorkommen. Etwa 10 000 Aromasubstanzen wurden bisher in der Natur identifiziert. Dann hat man im 19. Jahrhundert entdeckt, dass man Aromastoffe zum einen aus der echten Natur isolieren kann – etwa Zimtaldehyd aus der Zimtrinde – oder zum anderen sogar rein chemisch im Labor zusammenbasteln kann – zum Beispiel das berühmte Vanillin. Damit ging es los, dass Nährwert und Geschmack auf einmal entkoppelt waren. Hier startet die Aromenindustrie. Inzwischen lässt man zum Beispiel großindustriell arme Schimmelpilze unseren Geschmack herstellen – Pfirsich, Kokos, Nuss. Natürlich, denn Pilze gibt es ja auch in der Natur. Man darf vermeintlich natürliches Aroma aus jedem Stoff, der in unserer Natur vorkommt, extrahieren, etwa Himbeeraroma aus Zedernholz.

Etwa 2800 verschiedene künstlich hergestellte Aromasubstanzen sollen europaweit im Einsatz sein. Und davon werden große Mengen genutzt, nämlich etwa 15 000 Tonnen. Wenn man bedenkt, wie hochintensiv diese Stoffe wirken, dann reicht das für ungefähr 15 Millionen Tonnen Lebensmittel, die auf einmal stärker, anders oder überhaupt erst schmecken. Umgerechnet sollte damit etwa ein halbes Kilo Aromasubstanz pro Jahr pro Person gegessen und getrunken werden. Und die Zahlen steigen. Laut

Foodwatch, einer deutschen Verbraucherschutzvereinigung rund ums Essen, sind 2013 132 Prozent mehr Aromen als 2009 verkauft und vermutlich auch eingesetzt worden.

Sie stecken in quasi allem Essen, quer durch den Supermarkt. Sie bringen Geschmack dorthin, wo er sonst fehlt. Ganz deutlich und erwartbar ist das in Kunstkreationen wie „water plus", also Wasser ohne alles, nur mit Geschmack, sowie fast allen Limonadevariationen und Wellnessgetränken. Auch herkömmliche Süßigkeiten gibt es kaum ohne Aromazusatz. Selbstverständlich brauchen Fertiggerichte Aromastoffe, vor allem solche in getrockneter Form, wie Fertigsuppen, -saucen, Nudelgerichte, aber auch ihre Tiefkühlvarianten. Sicher ist sicher, und Kunstgeschmack hält einfach länger vor. Damit garantieren die Hersteller den Ladenbesitzern eine lange Lebensdauer im Regal; manches Essen schmeckt nach drei Jahren noch wie am ersten Tag. Joghurts und Desserts, Frischkäse und Brotaufstriche, Wurst, salzige Snacks, Sauerkraut und Saucen, Mexikopfanne und Schokolade, ja bei manchen Discountern habe ich schon Tiefkühlerdbeeren mit Aroma gefunden. Kein Erdbeereis, reine Erdbeeren: damit die Erdbeeren wirklich nach Erdbeeren schmecken, selbst wenn sie vielleicht von sich aus nach nichts schmecken. Das ist ja auch eine Qualitätsfrage.

Für die Essenden gibt es einen anderen Blickwinkel: Warum dem Essen Geschmack zufügen, wenn es eigentlich aus sich heraus toll schmecken sollte? Zum Beispiel Schokolade. Was kann man da mehr brauchen als gute Kakaomasse und etwas Zucker, vielleicht noch Milch oder Sahne? Und wenn man Schokolade mit Karamellcreme machen möchte, dann sollte es bitte schön ein echtes, gut gebranntes Karamell sein, dass da schmeckt, oder? Ich möchte kein Kaffeearoma in der Kaffeeschokolade, sondern Kaffee. Sonst würde ich ja Kaffee-Aroma-Schokolade kaufen. Ein Paprikafrischkäse schmeckt ohne Paprikaaroma, solange ausreichend und ausreichend gute Paprika bei seiner Herstellung verwendet wird. Genauso hätte ich gern einfach gute Gewürze und richtige Gurken in den Gewürzgurken, dann brauchen die nämlich kein Aroma.

> Warum dem Essen Geschmack zufügen, wenn es eigentlich aus sich heraus toll schmecken sollte?

Das Lebensmittelrecht kennt verschiedene Abstufungen der Künstlichkeit. Es gibt sogenannte „natürliche Aromen", die müssen aus Stoffen stammen, die es in der Natur gibt. Wie für das Erdbeeraroma inzwischen bekannt, kann es auch aus Sägespänen stammen. Aromen kommen aus Abwässern, Klärschlamm oder werden von Schimmelpilzen produziert, zum Teil von gentechnisch veränderten. Künstliches Aroma ist jenes, das komplett im Labor durch chemische Reaktionen hergestellt wird, wie etwa das Vanillin. Die sind meist noch einmal wesentlich intensiver als die natürlichen. Sie können sehr kostengünstig Geschmack schenken, wo dringend kostbare Zutaten gespart werden. „Mit Himbeeraroma für 6 Cent können 100 kg Joghurt aromatisiert werden. Echte Himbeeren würden mit rund 30 € zu Buche schlagen", rechnet die Verbraucherzentrale Hamburg. So bekommen wir billige Lebensmittel im Supermarkt.

Man schmeckt es auch, wenn man vergleicht. Das echte Bouquet eines Erdbeeraromas besteht aus gut 300 einzelnen Aromasubstanzen. In jeder Erdbeersorte, sogar in jeder Erdbeere sind sie ein bisschen anders. Wer einen Korb Erdbeeren frisch vom Feld mitbringt, kann entdecken, dass die dunkelroten meist viel aromatischer sind als die hellen. Es gibt aber Sorten, die ganz hell bleiben und fest und trotzdem herrlich schmecken. Jede Beere ist ein neues Geschmackserlebnis. Der Erdbeerjoghurt aus dem Kühlregal dagegen schmeckt immer gleich. Und noch dazu sind es nur wenige Schlüsselsubstanzen, die eingesetzt werden, um uns an Erdbeere denken zu lassen, wenn wir das Gemisch essen. Natürlich erkenne ich den Hamburger Hafen auch in einer Bleistiftskizze, aber ein Gemälde mit allen Tiefen und Dimensionen ist doch etwas ganz anderes.

Was kann man also tun? Auf die Packung gucken. Ja, das ist ein bisschen anstrengend zu Anfang. Aber nach einiger Zeit hat man seine wesentlichen Produkte abgescannt und gegebenenfalls ausgetauscht. Das sind vielleicht zwei, drei interessante Wochen.

Vermutlich landet man immer mal wieder in der Bio-Ecke, dort findet sich ein wenig weniger Aroma. Ganz sicher ehrlichste Lebensmittel, für die der Kunstgeschmack generell verboten ist, gibt es dann beim Bio-Anbauver-

Aromen schenken
sehr kostengünstig
Geschmack.

band *demeter*, er verbietet sogar den Einsatz „natürlicher" Aromen. Nur echte Extrakte sind erlaubt, also etwa Erdbeergeschmack aus Erdbeerextrakt, Zimtgeschmack aus Zimtextrakt oder natürlich die ganze echte Zutat.

Teurer heißt übrigens nicht automatisch besser: Schokolade etwa gibt es zum Teil ganz einfach und richtig gut im Discounter mit echtem Sahnepulver, echtem Zucker, ohne Glukosesirup und ohne Aroma. Selbst billigste Weihnachtssüßigkeiten schaffen es manchmal nur über reine Zutaten zum Geschmack zu kommen, so wie früher. Nougatstangen aus Zucker, Haselnüssen, Kakao und mit echtem Vanille-Extrakt. Einige bekannte Edel-Marken dagegen verkaufen fast nichts ohne künstlichen Aromazusatz.

Und was immer hundertprozentig sicher ist: selbermachen. Es lohnt sich: definitiv eine Geschmackserweiterung!

●●● Gefräßigmacher Glutamat

Glutamat ist eine Aminosäure, ein Bestandteil von Eiweiß. Als Mononatriumglutamat ist es verbunden mit Natrium und dient in dieser Form als Geschmacksverstärker für industriell hergestellte Lebensmittel. Man kann es natürlich auch pur kaufen und sich ins Essen rühren, aber ich kenne niemanden, der das macht. Geschmacksverstärker finden sich überall da, wo es sonst ein bisschen fehlt an Geschmack. Also in der Regel in Fertiggerichten, -saucen, -suppen, Hackbällchen und Wurstwaren. Aber erstaunlicherweise auch in vegetarischen Brotaufstrichen und Gesundheitsbratlingen. Es kann als E620 bis E625 auf dem Etikett erscheinen, sich allerdings hinter ganz anderen Begriffen wie Würze, Sojaeiweiß, Hefeextrakt verbergen.

Glutamat sorgt für einen fleischig-würzigen Geschmack, verstärkt also genaugenommen nicht nur. Es ist der typische Brühe-Geschmack, das, was Chips so würzig schmecken lässt oder Grillsaucen. Wer daran gewöhnt ist, hat oft bei den glutamatfreien Rezepturen das Gefühl, dass irgendwas fehlt. In einer der ersten Studien über Natriumglutamat, 1955, berichtet der Forscher Francis Pilgrim von der University of Illinois in Chicago, dass die Leute selbst ranzig gewordene Hamburger wieder ganz gern aßen, wenn man sie mit Glutamat würzte.

Wer empfindlich auf Glutamat reagiert, kann sich ganz schnell mal den Tag verderben, mit Kopf- und Nackenschmerzen, Gesichtsrötung und komischen Spannungsgefühlen. Das ist das sogenannte China-Restaurant-Syndrom. Einigen Studien zufolge gibt es das gar nicht. Andere beschreiben die Symptome etwas anders, als „Mononatriumglutamat-Symptom-Komplex" mit Asthma, Nesselsucht, Ödemen und allergischem Schnupfen. Die Praxis jedenfalls zeigt diese Empfindlichkeiten, auch mir begegnen sie oft in der Beratung.

Und was mich wirklich interessiert, sind jene Untersuchungen, allen voran eine aus China, die zeigten, dass Glutamat in die Sättigung eingreift und das Stoppsignal ausschaltet. Das kann gut möglich sein, denn Glutamat wirkt im Körper als Botenstoff und geht auch ins Gehirn. An Ratten zeigte der spanische Endokrinologe und Stoffwechselforscher Hernandez Fernandez-Tresguerres, dass das Sättigungshormon Leptin nach Verzehr von Glutamat drastisch absinkt. Auf Hirnebene wirkt der Geschmacksverstärker als „Gefräßigmacher". So nennt ihn der Mediziner Michael Hermanussen in seinem umfassend recherchierten Buch gleichen Namens von 2008 und sagt: „Glutamat greift massiv in die Appetitregulation ein." Er glaubt, dass das Übergewicht eine Störung auf Hirnebene ist, bei der die natürliche Sättigungsregulation zusammenbricht. Getestet hat er es an einer kleinen Versuchsgruppe, der er Glutamat-Rezeptor-Blocker verabreichte, so dass der Botenstoff nicht ins Gehirn gelangte. Ergebnis: Die Teilnehmer hatten weniger Hunger und verloren Gewicht.

Gemeinsam mit Tresguerres und anderen internationalen Forschern verfasste er einen Artikel, in dem sie die Ergebnisse zum Glutamat zusammenfassten und dringend dazu aufforderten, die Zulassung von Glutamatzusatz in unseren Lebensmitteln zu überdenken.

Natürlich gibt es andere Studien, die das Gegenteil belegen sollen. Natürlich auch vom weltgrößten Glutamathersteller Ajinomoto direkt oder indirekt gesponsert. Während sich manche noch scheinbar streiten, ob das Glutamat nun dick macht oder nicht, ist eine Methode von 1968 bereits anerkannte Praxis in der Wissenschaft: Wann immer man für Versuche richtig stark übergewichtige Ratten braucht, dann zieht man sich diese mit einer täglich Dosis von Glutamat heran. Okay, es sind in diesem Fall Glutamatspritzen, aber dafür reichen auch schon fünf, um das Sättigungssystem nachhaltig zu zerstören und Fettzuwachs auszulösen. Ich würde das

Experiment, nach der Schwelle zu suchen, ab wann das losgeht, lieber nicht wagen.

Aus Platzgründen kürze ich die wissenschaftlichen Abhandlungen über diesen umstrittenen Stoff. Mir reicht, was ich sehe: Menschen, die Glutamat und andere Geschmacksverstärker aus ihrer Ernährung streichen, profitieren davon enorm, entwickeln einen feineren Appetit, treffen eine bessere Nahrungsmittelwahl und verlieren in der Regel überflüssige Pfunde. Sogar die Deutsche Gesellschaft für Ernährung räumt ein, dass Glutamat für zunehmendes Übergewicht und Fettsucht in den Industrieländern mitverantwortlich sei: „Es gibt seit Kurzem erste Hinweise darauf, dass ein Zusammenhang zwischen dem Glutamatverbrauch und Übergewicht bestehen könnte", räumt auch die DGE ein. Und nicht zuletzt haben bereits alle großen Firmen reagiert, streichen das Glutamat aus ihren Rezepturen oder zumindest von ihren Etiketten. Leider oft nur, indem sie es durch Hefeextrakt ersetzen, was keinen Deut besser ist. Aber wie auch immer: Sie machen das bestimmt nicht ohne Grund.

●●●   Süßstoffe – Trickser im System

Wenn es um Kunstsüße geht, habe ich schon gar keine Lust mehr, wissenschaftlich zu argumentieren. Ähnlich wie beim Glutamat ist die Lobby so hart, die Unbedenklichkeitsstudien der Süßstoffbefürworter so vielzählig. Es ist ein furchtbar umstrittenes Thema. Ich möchte aber trotzdem zeigen, was einige Forscher an erstaunlichen Erkenntnissen über die störende Wirkung von Kunstsüße auf unsere Energiebalance und damit unsere gesunde, natürliche Sättigung hervorgebracht haben. Es steht jedem frei, das ernst zu nehmen oder es abzutun. Ich persönlich gehe da lieber auf Nummer sicher. Und verlasse mich auf das, was die Praxis zeigt: Wer die Süßstoffe streicht, isst einfach besser und entwickelt einen klareren Zugang zu seinem Appetit. Ich habe so viele Fälle von selbsternannter Light-Limonadensucht in meiner Kartei. Vor allem junge Frauen, die davon kaum loskamen. Selbst mit dem Rauchen aufzuhören sei leichter, habe ich mehr als einmal gehört. Das Problem für die Sättigung: Sie haben Gewichtsprobleme, versuchen ihren Appetit mit Cola light zu unterdrücken, um weniger zu essen, und es hilft überhaupt nicht. Erst wenn sie endlich auf Wasser umsteigen konnten, kam das Gewicht langsam ins Rollen.

Wie so etwas sein kann? Nun, ziemlich oft schon konnte gezeigt werden, dass Menschen, die mehr Süßstoff essen, dicker sind. Die Epidemiologin Sharon Fowler von der texanischen Universität für Gesundheitswissenschaften in San Antonio spricht 2015 von erschlagend deutlichen Ergebnissen. Daten von durchschnittlich neun Jahren wurden analysiert. Ganz deutlich konnte sie an knapp 750 Senioren zeigen, dass jede Light-Brause mehr pro Tag für extra Kilos sorgte. Und zwar nicht irgendwelche Kilos, sondern ganz gezielt am gefährlichen Bauchfett setzen die Süßstoffbrausen an, ein Risiko also nicht nur für die Waage, sondern auch für die Herzgesundheit.

Nicht nur die Alten sind betroffen, der Stoffwechsel kann schon im Mutterleib ruiniert werden, das zeigt eine kanadische umfassende Beobachtungsstudie von 2016. Bei einer großen Zahl von Studienteilnehmern, genau genommen bei 3033 Schwangeren, hat man den Verzehr von künstlichen Süßstoffen wie Aspartam, Acesulfam-K und Saccharin ermittelt. Dann hat man dies mit dem Gewicht ihrer Kinder im Alter von einem Jahr verglichen. Je mehr Süßstoff Mama aß oder trank, desto dicker das Kind. Tägliche Light-Limonade verdoppelte das Risiko für Übergewicht bei den Kindern – bei zuckergesüßten Getränke war das in dieser Studie nicht so –, alle verzerrenden Einflüsse, wie etwa das Gewicht der Mutter etc., waren rausgerechnet.

Auch dafür, dass das am Süßstoff liegt, gibt es Hinweise. Drei Mechanismen erscheinen mir als wesentlich: 1. Süßgeschmack ohne Energie macht extra hungrig. 2. Süßstoffe reduzieren die Körpertemperatur und zwingen den Körper zum Energiesparen. 3. Süßstoffe verändern die Darmflora und wirken darüber auf die Sättigung.

Süßstoff stört die Sättigung über drei Mechanismen.

Mechanismus 1: Süß macht hungrig. Im Sommer 2016 veröffentlichte Forschungsleiter Greg Neely die Ergebnisse seines Teams: Der Human-Immunologe und Genomik-Experte fand erst an Fruchtfliegen, später dann an Mäusen heraus, dass ein mit Sucralose gesüßtes Essen den ehrlichen Appetit stört. Sucralose ist quasi kalorienfrei. Jene

Tiere, die den Süßstoff bekamen, fraßen danach deutlich mehr als die Vergleichsgruppe, die Zucker erhielt – das Ergebnis war 30 Prozent mehr Energieaufnahme. Neelys These nach gibt es ein neuronales Netzwerk, eine Nervenreaktion, die die Süßwahrnehmung mit der Energieaufnahme abgleicht. Wenn die Rechnung nicht aufgeht, wird hinterher aufgefüllt. Kalorienfreie Süße führt so zum Mehressen.

Mechanismus 2: Körpertemperatur. Eine brasilianische Studie an Ratten aus dem Jahr 2013 zeigte deutlich, dass bei exakt gleichem Futter, gleicher Kalorienzahl jene Ratten dicker wurden, die ein paar Tropfen Süßstoff in ihr Futter bekamen. Es war der Süßstoff Aspartam, den wir klassisch in Light-Brause und zuckerfreiem Kaugummi finden. Bewegt haben sich alle Ratten gleich, nämlich fast gar nicht. Eine zu hohe Insulinausschüttung – das Zuckerhormon, das Fettabbau verhindert – könnte das steigende Gewicht erklären, sagen die Autoren. Was auch auffiel: Die Süßstoffratten waren kälter und legten so vermutlich gesparte Energie in Fett an. Dickere Ratten bei gleicher Kalorienaufnahme beobachteten auch 2016 brasilianische Physiologen.

Mechanismus 3: Die Darmflora. Süßstoffe verändern die Darmflora, also unserer Bakterien im Darm, und damit wird so einiges im Körper auf den Kopf gestellt, das stellten 2015 israelische Immunologen fest. Unter anderem leidet die Regulation des Zuckerhormons Insulin. Süßstoffe führen so zur Glukoseintoleranz, einer Vorstufe von Diabetes, sagen die Forscher. Das bedeutet auch immer, dass die Fettreserven des Körpers schlechter genutzt werden und die Energiebalance sowie das feinabgestimmte Appetitverhalten gestört ist.

Es gibt noch viel mehr Erklärungsansätze und wirklich eine Unzahl von Studien. Nichts ist eindeutig, die Studien, die dafür und dagegen sprechen, sind aufgrund abweichender Versuchsanordnungen und Methodiken untereinander schlecht vergleichbar. Aber für mich sind diese Hinweise auf die Appetitstörung schon Grund genug, um einen großen Bogen um Süßstoffe zu machen. 2011 forderte die Europäische Union auf, den Süßstoff Aspartam zumindest neu zu überprüfen. So ernst nahmen sie die umfassende Studie des dänischen Forschers Thorhallur Halldorsson über die Gefahr durch Süßstoff für ungeborenes Leben. Mit amerikanischen und isländischen Kollegen hatte er an fast 60 000 schwangeren Frauen gezeigt, dass schon eine Light-Limonade pro Tag die Wahrscheinlichkeit für eine Frühgeburt um 38 Prozent erhöhen kann. Auf 80 Prozent stieg es für die Schwangere, die täglich mindestens vier Diätbrausen tranken. Die EFSA befand den Süßstoff nach Neubewertung immer noch als unbedenklich. Dafür fand man inzwischen heraus, dass einige aus der Gruppe der bewertenden Experten der europäischen Behörde für die Lebensmittelindustrie gearbeitet hatten und entsprechend nicht interessenlos urteilten.

Nach wie vor stehen Süßstoffe außerdem überzeugend im Verdacht, Krebs zu verursachen. Vor allem aber – und das zählt meiner Meinung nach am meisten – gibt es einfach keinen guten Grund, der dafür spricht, Süßstoffe zu essen. Denn „die Sachverständigen der EFSA konnten hingegen keinen eindeutigen Kausalzusammenhang zur Absicherung von Angaben feststellen, denen zufolge intensive Süßungsmittel bei Verwendung als Zuckerersatz einen normalen Blutzuckerspiegel erhalten oder ein normales Körpergewicht erhalten bzw. das Körpergewicht normalisieren", schreibt die europäische Behörde für Lebensmittelsicherheit 2013; und das entspricht auch der aktuellen Expertenmeinung.

> Es gibt keinen
> guten Grund,
> Süßstoffe zu verwenden.

 ## Diäten

Niemand kann auf die feine Stimme seines Appetits hören, während er Gedanken über Eiweißgehalt oder Vitamine des bevorstehenden Essens wälzt. Mit Gedanken wie „Kann ich um diese Zeit noch Kohlehydrate essen?" im Hinterkopf wird es quasi unmöglich sich zu fragen: „Wie fühle ich mich, wenn ich jetzt eine Pizza esse? Werde ich satt, wenn ich mich für die Gemüse-Minestrone entscheide? Wie geht es mir wohl, wenn ich jetzt das Steak wähle und esse?" Es ist so, als würde man im U-Bahnschacht mit vier Gleisen versuchen, seinen Herzschlag zu zählen. Es geht, aber es geht nur, wenn man es irgendwann schafft, die U-Bahn zu ignorieren.

Damit sind die Essregeln, die man befolgen möchte, also störend bei der Entscheidung, was gerade das richtige Essen in dieser Situation wäre, weil sie einfach zu laut sind und die stille innere Wahrnehmung nicht zulassen.

Wieso genau das so ist, könnte man vielleicht aus der Gehirnphysiologie erklären, weil das eine aus dem Hirn-Bereich für Wahrnehmung kommt, das andere aus dem kognitiven für Nachdenken. Fühlen und Denken funktionieren einfach nicht gut zusammen.

Wissenschaftliche Beobachtungen an Kindern zeigen, dass diese den Zugang zu ihren Signalen umso stärker verlieren, je weniger die Eltern ihnen zutrauen, selbst zu wissen, wann es genug ist. Da werden also konsequent körpereigene Bedürfnisse übergangen und die Kinder wissen am Ende selbst nicht mehr, was gut ist für sie.

Später im Leben trainieren sich viele Menschen mithilfe von Essregeln und Diäten ihr körpereigenes Wissen ab. Das könnte ein Grund sein, warum Diäten dick machen. Weltweit ist sich eine Vielzahl von Forschern sicher: Diäten bringen nichts, oder wenn etwas, dann Übergewicht. So wie die Forscher der Drexel-Universität in Philadelphia, USA, die 2013 ihre Auswertungen veröffentlichten. Die Psychologen verglichen 25 vorausschauende großangelegte Studien in denen Menschen beobachtet wurden, die nicht besonders übergewichtig waren, und kamen zu dem Schluss: Diejenigen, die Diät halten, legen im Laufe des Lebens mehr Gewicht zu.

Wer Diät macht, wird wahrscheinlich dick. So haben es auch finnische Forscher 2012 an 4129 Zwillingspärchen beobachte. Zwischen 16 und 25 Jahren wurden sie begleitet. Diejenigen, die in diesen neun Jahren öfter bewusst versucht hatten, Gewicht zu verlieren, wogen am Ende mehr. Die Mediziner der Adipositas-Einheit der Universitätsklinik in Helsinki schlossen daraus, dass das Diäthalten an sich ein entscheidender Faktor ist, unabhängig von den genetischen Voraussetzungen.

Wer nicht zunehmen möchte, sollte also vor allem keine Angst vorm Dickwerden haben. Das zumindest schlussfolgern irische Gesundheitswissenschaftler aus ihrer im August 2016 veröffentlichten groß angelegten Studie mit Beobachtungen schwangerer Probanden. Die Schwangerschaft bringt ja automatisch eine Gewichtszunahme mit sich und ist daher ein hervorragendes Untersuchungsfeld für diese Ängste. Die Frauen, die sich beim Essen zügelten, Gewichtsschwankungen hatten oder irgendwie Diät hielten, zeigten ein Jahr nach der Geburt noch deutlich ein erhöhtes Gewicht.

Und genau das beobachte ich in meiner Arbeit im Ess-Coaching: Wer sich darauf fixiert, dass es unbedingt runtergehen muss mit dem Gewicht, kommt oft nicht weiter. Schlanker sein wollen ist einfach keine Motivation, die auf Dauer hilft. Sie ist zu verkrampft. Denn Disziplin und Willensstärke bringen uns kein Stück weiter.

Wunderbar zusammengefasst hat das Professor Traci Mann von der Universität Minnesota, etwa in ihrem Buch *Secrets from the eating lab*. Zu verklemmt seien die Leute, wenn es um ihr Gewicht gehe, sagt die Psychologin, die sich so sehr für neue Wege im Gewichtsmanagement einsetzt. Diäten helfen einfach nicht, zeigt das Team rund um Traci Mann im Jahr 2007: Ein bis zwei Drittel aller Diäthaltenden nimmt nach der Diät mehr Gewicht zu, als sie durch die Diät verloren haben. Untersuchungen, dass Diäten zu wesentlichen Gesundheitsvorteilen führen, gäbe es auch nicht.

Um den Willen geht es in Traci Manns Arbeit immer wieder. Es geht nicht darum, dass man möglichst streng mit sich ist; Willensstärke ist ein Mythos, sagt sie. Auf jeden Fall helfe sie nicht beim Abnehmen. Viel wichtiger ist der Glaube an sich selbst. Sie findet, wir brauchen mehr „Ich werde es anders machen", und nicht immer dieses „Ich sollte …" und damit verbunden die unterwürfige Diätperspektive, in der man sich fragt, ob man es wohl diesmal schafft, durchzuhalten. Das ist ihrer Meinung nach der Schlüssel zu Essveränderungen.

Sheryl O. Hughes, Professorin für Pädiatrie des Baylor College of Medicine, Houston, Texas, forscht zur Selbstregulation und geht davon aus, dass Kinder wunderbar erkennen, wann sie satt sind, und dann aufhören zu essen. Es gibt Störfaktoren, die sie davon abhalten, und hier nennt die Forscherin vor allem die Haltung, mit der die Eltern ihre Kinder füttern. Simpel ausgedrückt: Je kontrollierter und strenger die Eltern, desto schneller verlernen die Kinder es, auf ihre eigenen Körpersignale von Hunger und Sättigung zu hören.

Es hat sich gezeigt, dass man sich die Selbstregulation des Körpers beim Essen regelrecht abtrainieren kann. Das fanden auch die französischen Forscher zweier Pariser Universitäten 2016 heraus: Wenn die Eltern Druck machen beim Essen, verlieren die Kinder den Zugang zu ihren körpereigenen Signalen. Und das gestörte Essen bleibt auch so, wenn sie erwachsen sind.

> Man kann sich die Selbstregulation des Körpers regelrecht abtrainieren.

Eine weitere Koryphäe auf diesem Gebiet ist Leann L. Birch. Die Professorin der Abteilung Lebensmittel und Ernährung der Georgia-Universität ist Entwicklungspsychologin, und seit spätestens 1986 dreht sich in ihrer Forschung alles um die Frage: Wie werden Kinder dick? Welche Rolle spielt die Art und Weise, wie sie gefüttert werden? Mehr als 200 Artikel hat sie seither veröffentlicht.

2000 hat sie kleine Mädchen angeschaut, etwa vier bis sechs Jahre alt. Je mehr die Eltern ihnen beliebte Snacks, Süßigkeiten oder ihr Lieblingsessen verboten, diese versteckten oder sie ihnen einfach nicht gaben, desto mehr wollten die Mädchen so etwas essen. Und desto negativer waren ihre Gefühle zu solchen Snacks. Ein regelrecht antrainiertes schlechtes Gewissen. Beste Grundvoraussetzung für gestörtes Essverhalten. Das sind dann die Menschen, die sich ausgeliefert fühlen, wenn das geliebte Essen endlich mal erreichbar ist – und bei solchen Gelegenheiten einfach zu viel davon essen werden.

Um die eigenen Körpersignale wahrnehmen zu können, muss man diesen Vertrauen. Es hilft schon viel, wenn die Eltern das tun, sagt eine psychologische Untersuchung aus Texas. Ihr Ergebnis: Wenn die Eltern den Kindern (drei bis neun Jahre alt) stärker zutrauen zu wissen, wann sie satt sind, und aufzuhören, wenn sie satt sind, dann mischen sie sich weniger ein. Sie sind weniger restriktiv, heißt es in der Fachsprache. Das führte in der Studie zu einem gesünderen Körpergewicht der Kinder. 63 Eltern-Kind-Paare wurden untersucht.

So wie die Eltern den Kindern Verbote auferlegen oder sie frei entscheiden lassen, so tragen viele Menschen auch eine Instanz in sich, die ihnen ständig sagt, was sie essen dürfen und was nicht. Die sie kritisiert, wenn sie abends einen Teller Nudeln essen, und sozusagen bevormundet, wenn ihnen nach was Süßem ist. Hier sind ähnliche Effekte zu vermuten.

Und damit sind wir schon auf der ganz persönlichen Ebene. Was passiert denn mit einem Menschen, wenn er eine Diät hält? Zu solchen Einzelschicksalen gibt es nur wenige Untersuchungen. Relativ genau wissen wir, dass sich bei diätgestressten Menschen mit den Stress-Botschaftern auch die Hormone der Sättigung umstellen. Dadurch wird es irgendwann immer anstrengender abzunehmen, sagen die Biochemiker.

Und so, haargenau so empfinden sich auch 90 Prozent meiner Klienten in der Praxis. Angestrengt dabei, Grenzen einzuhalten. Und dann wieder

118

ganz, ganz schwach. Sie haben versagt. Und dann ruhen sie sich eine Weile auf der dunklen Seite der Macht aus, essen über die Maßen, „überfressen" sich vielleicht sogar. Bevor sie morgen wieder zum Superhelden werden.

Das ist ganz normal und alltäglich für viele Essende und betrifft nicht nur Menschen, die sich einer kompletten Diät, wie etwa der Steinzeit-Diät oder dem Essen nach Blutgruppen unterwerfen. Schon diejenigen, die sich vornehmen, nach 18 Uhr nichts mehr zu essen oder abends keine Kohlehydrate zu verzehren, geben sich selbst die Steilvorlage für ein solches Scheitern. Eigentlich reicht es schon, sich vorzunehmen, jeden Morgen ein Glas warmes Wasser vor dem Frühstück zu trinken, um scheitern zu können. Es ist das „ich muss", was ein Versagen überhaupt erst möglich macht.

„Ich muss" und „ich darf nicht" sind anscheinend zurzeit noch immer die wichtigsten Wörter für alle, die versuchen, gesund zu essen. Nach allem, was die Forschung und die Praxis zeigt, sollten sie dringend umgewandelt werden in „ich will eben nicht", „ich brauche gerade", „ich möchte jetzt unbedingt". Weg von den Essregeln muss man gehen, wenn man zurück zu einem guten, klaren Wahrnehmen der körpereigenen Signale von Hunger und Sättigung gelangen will.

> „Ich muss" macht ein Versagen erst möglich.

Normen, Sünden und Verbote

Dann gibt es da noch einen Mechanismus: Was man sich verbietet, will man umso mehr. Zumindest kreisen die Gedanken die ganze Zeit darum. Das ist wie das Phänomen des Rosa Elefanten. Wenn man nicht an ihn denken soll, denkt man an nichts anderes. So verbringen Menschen ganze Tage damit, keine Schokolade zu essen und darüber nachzudenken.

Nach dem Prinzip unserer Geschmacksdatenbank, aus der der Körper sich bedient, wenn er nach dem richtigen Essen sucht – ich nenne sie „Food Horizont" –, ist das eine Fehlprogrammierung. Ein Lebensmittel, das verboten ist, wird unbewusst aufgewertet.

Natürlich gibt es in modernen Diäten und Ernährungsregeln „keine Verbote mehr". Immer wieder liest und hört man das. Stattdessen gibt es kleine erlaubte Portionen von einstmals Verbotenem oder jeweiligen Ersatz. Aber diese halbherzige Botschaft der letzten Jahre hilft nicht. Auch dass „Genuss" jetzt dazugehört zur Diät, bringt uns nicht weiter. Selbst in den Fortbildungen für die professionelle Ernährungsberatung wird seit etwa fünf bis zehn Jahren viel über Genuss gesprochen. Doch die Art und Weise, wie der Begriff „Genuss" gehandelt wird, scheint falsch. Es klingt immer so, als wäre „Genuss" ein geheimes Codewort für „Sünde". Kleine Sünden sind jetzt erlaubt. Das raten auch die Medien einhellig, von *Fit For Fun* bis *Focus. de*. Wenn man dann aber wie auf *bildderfrau* erklärt bekommt, dass man sich jeden Tag „bis zu 15 Sündenpunkte" zusammensuchen dürfe, also zum Beispiel 20 Gummibärchen, 3,3 Marzipankartoffeln oder 100 Milliliter Rotwein plus zehn Salzstangen, frage ich mich: Wie erlaubt ist der Genuss?

Sat1 bietet die Joghurt-Diät als Diät mit Genussfaktor an. Die Logik geht wohl ungefähr so: Weil Joghurt cremig ist, ist er Genuss. Jede Mahlzeit kombiniert Joghurt mit kohlehydratarmen Lebensmitteln. Genuss pur! Genuss-Diäten gibt es auch mit Popcorn oder Sauerkraut.

Eat smarter dagegen schlägt Strategien der Buße vor, Sünden ausgleichen durch Reistage oder Gemüsetage, cleveres Einkaufen kalorienarmer Varianten oder fettarme Käsesorten wie *Leerdammer® léger* und *Leerdammer® léger caractère*.

Viel diskutiert ist der Cheating Day, wörtlich übersetzt: Betrugtag, in der aktuellen Diätszene. An einem Tag soll man also alles tun, was man eigentlich verteufelt. Auch Fernsehstar und Werbewunder Verona Pooth hat so einen Sündentag als Mittel zum Zweck in ihr Online-Abnehmprogramm integriert. So wird klar getrennt zwischen schwarz und weiß, zwischen Gut und Böse.

Was die Bezeichnung *Sünde* anrichtet, erklärt Frauke Harders, Ernährungspsychologin der Uni-Klinik Kiel, so: Wenn man das Essen als Sünde bezeichnet, bagatellisiert man es quasi.

„Wenn Sie mir erzählen, dass sie gestern so viel Schokolade gegessen haben, so viel Wein getrunken haben, was machen Sie dann eigentlich? Sie bitten um Freispruch. Dann würden Sie vermutlich gern hören, dass es gar nicht so schlimm war. Absolution. Es geht hier gar nicht darum, ob Sie die Schokolade wirklich wollten oder den Wein oder die Nudeln. Auch nicht darum, warum Sie diese wollten. Sondern nur darum, wie die Tatsache des Sündigens jetzt wieder behoben wird. Ein „Ist doch gar nicht so schlimm" oder eine kleine Strafe wie „dann trinkst du jetzt mal eine Woche nicht oder gehst zum Ausgleich joggen" schafft letztlich das Problem aus der Welt. Am Ende kann man sich damit vor der Verantwortung drücken. Zum Beispiel vor der Verantwortung, in jeder Situation wieder zu entscheiden, ob ein Käsekuchen jetzt guttun würde, ob ein Kartoffelsalat besser wäre oder eine heiße Suppe.

In meiner Beratung beobachte ich das oft so: Viele Menschen leben in ihrer Diätwelt. Die Grenzen haben sie selbst festgelegt. Alles, nur keine Süßigkeiten. Oder kein Fleisch. Oder kein Weißbrot. Oder kein Zucker. Oder nichts von alledem. Oder oder oder. Damit stehen sie auf der guten Seite und machen alles richtig. Wenn sie nur ein Stück Schokolade essen, ein kleines Glas Wein, eine Scheibe Weißbrot, dann landen sie gleich im Reich des Bösen. Mit allen schlechten Gefühlen, allem schlechten Gewissen, was dazugehört. Und dann? Dann ist es auch egal und heute greifen sie nochmal richtig zu. Ab morgen geht's wieder auf die Seite der guten Ernährung. Es geht um verbotene Früchte. Es ist ein bisschen wie über den Zaun klettern, um die Birnen zu klauen. Wenn man erst mal drüber ist, hat man das Vergehen ja schon begangen. Dann also ausnutzen. Wenn einen der Besitzer jetzt erwischt, ist man schuldig. Ob man eine Birne mitnimmt oder 15. Das Interessante: Wenn es keine Sünden mehr gibt, keine Wertung in Gut und Böse, wenn Schokolade wirklich ganz genau so erlaubt ist wie alle anderen Lebensmittel auch, dann gibt es diese Grenze nicht mehr, die überschritten werden kann. Ohne Grenze funktioniert das Ganze Spiel nicht mehr. Es löst sich einfach auf.

> „Kleine Sünden" sind kein Genuss – auch nicht mit Augenzwinkern.

●● Die anderen

Viele Menschen essen vor versammelter Mannschaft anders, als wenn sie allein sind. Was denken die, wenn ich mir jetzt eine Portion Bratkartoffeln bestelle? Wo man doch mancherorts schon schräg angeschaut wird, wenn man beim Thai-Curry den Reis mitisst. Was sollen die von mir denken? Es ist sozusagen eine soziale Kontrolle. Ich selbst habe den Test oft genug gemacht und gespürt, wie es ist, wenn man gegen solche Erwartungen angeht. Einmal schlich eine Kellnerin lange mit Tellern um unseren Tisch, bevor wir sie endlich überzeugen konnten, uns Schweinshaxe, Suppe und Salat auszuliefern. Ich war mit einer Freundin da. Sie entschuldigte sich: „Zwei junge Frauen und drei Teller, da dachte ich, das kann nicht richtig sein."

Oder wenn man mit den Freunden am Tisch sitzt, die nur so ein bisschen im Essen rumstochern. „Freunde lassen Freunde keine Kekse essen" heißt die Studie der Psychologen aus Minneapolis, Minnesota, USA von 2012. Dreiergruppen von Freunden wurden eingeladen zu einem Experiment über Freundschaftsdynamiken. Einer war am Ende wirklich Testperson, die anderen beiden bekamen Anweisungen zu ihrem Verhalten. Nämlich dass sie von den angebotenen Snacks bei der folgenden Freundschafts-Diskussion am Gruppentisch entweder nur rohes Gemüse essen sollten oder auch bei Käse, Wurst, Keksriegel und Brownies zugreifen durften. Sicher können Sie sich selbst in dieser Situation vorstellen und überlegen, wie Sie gehandelt hätten. Die unbedachten Freunde dort trauten sich jedenfalls kaum an die vermeintlich ungesunden Sachen, wenn ihre Kollegen am Tisch nur rohen Sellerie aßen. Kein Problem, wenn nur unerwartet gesnackt wird. Großes Problem, wenn man jeden Mittag in der Kantine sich selbst kasteit und wartet, bis man heimlich am Schreibtisch oder zu Hause verpasste Energie nachfüllt.

Aus einer umfassenden Metaanalyse dreier Psychologen aus Australien und den Niederlanden ergab sich, dass quasi alle 69 ausgewerteten Experimente dasselbe zeigten: Man kopiert, wer einem ähnlich ist, oder jene Menschen, denen man gern ähnlich sein oder nahestehen würde – auch und besonders im Essen.

So kommt es dazu, dass sich die figurbewusste Dame beim gemeinsamen Abendessen mit den Freundinnen nur einen Salat bestellt, das Brot akkurat liegen lässt, weil es ja schon so spät ist, dann aber zu Hause nicht nur ein bisschen was nachholen muss, sondern die ganze Packung Kekse isst.

Viele meiner Freundinnen haben mir gestanden, dass sie meines Berufes wegen ganz explizit in meiner Gegenwart anders essen. Gegessen haben

Zu Anfang. Vor allem, wenn es um Süßigkeiten ging, das trauen sich viele nicht neben einer Ernährungsberaterin. Andere hatten auch – völlig unbegründete – Bedenken bei Sahnesauce oder Kartoffeln – jede eben da, wo sie ihr Essen als „falsch" empfindet. Nach einer Weile legt sich das. Nur Maggi-Fix bietet mir garantiert keine an. Wenn man weiß, was die anderen essen, fettarm, lowcarb etc., dann ist es wahrscheinlich, dass man sich davon beeinflussen lässt. Das fanden Psychologen aus England heraus, als sie für einen umfassenden Vergleich 15 weitere Studien analysierten.

Das kann ja schön sein, um inspiriert zu werden, mal was Neues auszuprobieren. Aber letztlich kann es dazu führen, dass man für die eigenen Essentscheidungen körpereigene Signale übergeht und sich somit umtrainiert. Also gern mit Freunden essen, man kann auch von ganzem Herzen für sie da sein, aber immer schön an sich denken, wenn es darum geht, den eigenen Magen zu füllen.

 ## Werbung und Trends

Kennen, mögen, vertrauen heißen die drei Grundpfeiler der klassischen Kundenbeziehung im Marketing. Die bauen aufeinander auf. Zuerst muss man das Produkt kennen. Was man kennt, das findet man in der Regel auch sympathisch. Und dann kommt Stück für Stück das Vertrauen bei jeder weiteren Begegnung mit dem Produkt. Es gibt jede Menge Werbung für tolle Produkte aus dem Lebensmittelbereich. Ich sage hier mal bewusst nicht „Essen", es gibt nämlich kaum Werbung für normales Essen. Kein Fernsehspot für Äpfel oder Kartoffeln, nur selten Plakate für Butter oder Brot, keine youtube-Einspielungen für Brokkoli oder Suppenhuhn.

Die meiste Werbung wird für Süßigkeiten, Snacks und Fertiggerichte produziert. Warum, ist klar, denke ich: In den unverarbeiteten Produkten steckt zu wenig Gewinnmarge. Der Anbau einer guten Karotte ist so teuer, der Preis, den man dafür im Laden nehmen kann, dann wieder zu gering, das lässt sich in kein Marketingbudget einkalkulieren.

Werbung wirkt extrem appetitanregend und bringt die Menschen wirklich dazu, dieses Essen zu kaufen. Fernsehwerbung für Kinderprodukte soll als Maßnahme gegen das zunehmende Übergewicht von Kindern schon lange verboten werden.

Gerade wieder im Fachjournal *Appetite* erschienen, Oktober 2016, ist eine Analyse von 550 Eltern-Kind-Paaren mit dem Ergebnis: Jene Kinder, die mehr Fernsehwerbung für süße Frühstückssnacks sehen, essen auch mehr süße Frühstückssnacks. Das wirkt nicht nur bei Kindern. Sogar Erwachsene kommen auf Essensideen aus der Fernsehwerbung, von Plakaten, selbst die im Laden angepriesenen Produkte mit schönen Verpackungen kommen einfach besser weg als Rote Bete und Hackfleisch, weil sie schlichtweg präsenter sind.

Auch Essforscherinnen wie die Psychologin Ashley Martin bezeichnen die permanente Anwesenheit, die Fülle von Bildern und Reizen fürs Essen als einen gefährlichen Übeltäter unserer „dickmachenden Umwelt" in westlichen und verwestlichten Ländern.

Ähnlich wirken Esstrends. Wenn auf meiner Facebook-Startseite ständig über Zucchininudeln, Lowcarb-Pizza und die Paläo-Muffins ohne Mehl gepostet wird, dann habe ich das irgendwie im Kopf. Und auch all diese Food-Blogger-Fotos prägen die Essentscheidungen. Solche Werbung und Trendgeschichten sind marketingmäßig natürlich perfekt, mit starken Botschaften und wirksamen Bildern. Die brennen sich ein ins Gedächtnis.

In meinen Coachings sehe ich, dass Werbung und Esstrends die Datenbank des Appetits (s. Seite 55), den individuellen Food Horizont (s. Seite 151) durch Werbeeinfluss durcheinanderbringt. Es ist, als ob sich bestimmte Vokabeln darin einfach zu sehr in den Vordergrund drängen. Manchmal kommt es auch in unserer Alltagssprache vor, dass man gewissen Worte oder Eindrücke häufiger verwendet, wenn man sie viel hört. Dann fallen einem gar keine anderen Wendungen ein. So kann es auch beim Essen sein. Wenn man sich fragt „Was will ich essen?", so taucht das Sushi vom Plakat aus der U-Bahn-Station im Kopf auf, die Fertigpizza mit dem tanzenden alten Italiener aus der Werbung im Web oder das Schokoriegel-Angebot am Bahnhofskiosk. Wir haben eher Lust darauf, weil diese Bilder besser abrufbar sind.

Das ist dann kein weiter, ungestörter Food Horizont, das ist ein manipulierter.

Auch Facebook-Posts beeinflussen die Essensauswahl.

Taktlosigkeit

Eine feste Mahlzeitenstruktur wirkt Wunder. Das ist ein so simpler wie wichtiger Leitsatz für gutes Essen. Damit ist nicht gemeint, dass man exakte Uhrzeiten einhalten muss, sondern dem Körper einen ungefähren Rhythmus anbieten sollte. Völlige Ess-Arrhythmie endet meist im unbewussten Snacking und plötzlich überwältigendem Heißhunger.

Der Körper gewöhnt sich nämlich daran und stellt sich anscheinend darauf ein. Ein interdisziplinäre Kongress mit dem Titel *Tempodiät* der Dr. Rainer Wild Stiftung 2012 machte das zum Thema, und die Experten waren sich einig: Es gibt leichte Abweichungen im Typ, wer eher abends isst und wer eher morgens viel Energie braucht – aber letztlich kann und sollte man den Rhythmus im Essen sowie gewisse Mahlzeitenpausen vorgeben. Ein Vorteil davon ist ganz praktisch: Wenn ich ungefähr weiß, wie die Mahlzeiten über den Tag verteilt sind, kann ich viel besser dafür sorgen, dass es dann was Anständiges gibt.

Wie oft höre ich die Geschichten von Menschen, die quasi immer bis zum aggressiven Hunger warten, bevor sie sich Gedanken machen, was sie essen wollen. Gerade Menschen, die viel beschäftigt sind, geht es so. Sie können sich vorstellen, wozu das führt: Sehr volle Einkaufswagen mit vielen Dingen, die man sich unmittelbar hinter der Kasse in den Mund stecken kann.

Rhythmus kann noch weiter führen. Man kann sogar einen ungefähren Wochenrhythmus für Lieblingsgerichte haben. Und wenn man nur weiß, dass es dienstags immer eine Variante der Lieblingslinsensuppe gibt und jeden Donnerstag selbstgemachte Tortillas mit entweder Käse oder Lachs und dem Gemüse, das gerade schnell zu besorgen ist. Dann muss man zumindest schon mal für zwei Tage nur genug Linsen im Haus haben und den Vorrat selbstgemachter Tortillas im Tiefkühlfach auffüllen. Aber immerhin für zwei Abende nicht mehr nachdenken. Denn bekanntlich kostet nicht das Kochen die meiste Zeit, sondern das Über-Das-Kochen-Nachdenken.

Zucker

Die Situation steht Kopf. Einst war nur selten und wenig Süßes in der Umwelt für uns verfügbar und wir hatten einen wahnsinnigen Bedarf. Heute muss man jede Packung dreimal umdrehen, um sicherzugehen, dass in dem Lebensmittel nicht doch irgendwie Zucker, eine Zuckerart oder künstliche Süßstoffe drinstecken.

Natürlich schmeckt „Süß" gut. Wir sind schließlich darauf geprägt. Aus der guten alten Zeit, wo wir uns noch wirklich anhand des Geschmacks orientiert haben, war „süß" eine klare Botschaft für „viel Energie". Wie wir alle wissen, war das mal überlebensnotwendig für uns. Zur Sicherheit wurde dann im Hirn auch gleich ein Mechanismus für Süße verankert, der das Belohnungssystem anspricht. Ergebnis: Wir fühlen uns gut, wenn die Süßmeldung kommt. Dumm nur, dass wir gar nicht mehr so viel Energie brauchen, wie wir sie jetzt bekommen können. Ständig ist alles süß oder zum Abrunden ein bisschen gesüßt. Wir kommen kaum raus aus diesem Süßfilm.

Das bringt mehrere Probleme mit sich. Alle enden damit, dass wir dank Süße mehr essen, als wir brauchen. Ein erster Mechanismus, der unsere Sinne irritiert, läuft über die sogenannte Süßschwelle. Wer mehr Süßes ist, nimmt den Geschmackseindruck süß später wahr. Ab einer höheren Dosis. Es ist, als ob die Geschmacksrezeptoren abgestumpft sind. Kein Problem, das kann man ganz gezielt umtrainieren. Jeder, der zum Beispiel mal eine Woche auf alles Süße verzichtet hat, weiß, wie kreischig auf einmal ein Snickers erscheint. Aber wer so richtig hochgetuned ist, isst oft mehr vom Süßen als gut ist, weil das Stoppsignal einfach gestört ist.

Dann kommt der nächste Punkt ins Spiel: Je mehr Zucker wir im Blut haben, desto mehr vom Hormon Insulin wird freigesetzt, denn das wird gebrauchen wir, um den Zucker vom Blut in die Zelle zu bringen. Es stoppt zum einen den Fettabbau und zum anderen greift es in das Sättigungssystem ein und verfälscht den Hunger.

Außerdem wirkt Zucker auf unsere Belohnungssystem im Gehirn und kann darüber suchtartige Effekte bewirken. Empfängt das Gehirn den süßen Geschmack, schüttet es körpereigene Opioide aus, eine abgeschwächte Version von Heroin und Morphin, stark genug, dass wir euphorisch werden. Das fühlt sich gut an. Und das Verlangen danach hat dann nichts mehr mit Energiebedarf zu tun, sondern eher mit der Sehnsucht nach dem nächsten Kick. Und großer Frustration ohne. Ob es eine tatsächliche Sucht ist, darüber streiten die Forscher noch. Klar ist: Beim Essen von Zucker werden Glückshormone freigesetzt, wie bei einer Suchtbefriedigung. Diejenigen, die sich im Leben eher von Impulsen lenken lassen, springen übrigens eher auf Zuckerkicks an als andere. So wie auf Alkohol oder Drogen.

Ich nenne diesen Komplex die Süßspirale. Da kann man sich richtig reinschrauben und man muss sie bewusst einmal kurartig durchbrechen, bevor der ehrliche Appetit und ein normaler Süß-hunger wieder greifen. Viele empfinden das wirklich wie einen Entzugsmechanismus. Erst hart, dann befreiend.

Und es lohnt sich auf so vielen Ebenen: Viel zugesetzter Zucker im Essen schädigt nicht nur den Körper, auch das Gehirn leidet bis hin zur schlechten Laune und Depressionen.

> Zuckerentzug:
> erst hart,
> dann befreiend.

 ## Nebenbei essen

Wer schafft es, beim Essen einfach nichts anderes zu tun? Vermutlich niemand. Mindestens nachdenken, das tun die meisten ja nebenher, oder erzählen. Das ist ja auch kein Drama. Aber zu viel Ablenkung kann wirklich stören. Ganz vorne in der Liste der Signalstörer direkt beim Essen: Handy, Fernsehen und Computer. Wenn ich jemals eine Diät anbieten sollte, dann würde ich die „screenfree eating" entwickeln – also bildschirmfrei Essen. Das allein bewirkt so viel in meinen Coachings. Das käme bei mir noch vor der Frage, was auf dem Teller liegt.

Mit der Wahrnehmung ist es einfach so eine Sache. Wir glauben, wir machen das eine neben dem anderen, aber das schafft unser Gehirn dann doch nicht. Ich glaube, der Stärkere gewinnt da immer. Und gegen all die intensiven Reize, die so ein Film oder ein Chat mit Freunden auslöst, kommt das Essen häufig nicht an. So schieben wir also rein automatisch das Essen in uns herein. Oft ohne den Geschmack wirklich auszukosten. Und merken auch nicht, wie wir langsam satt werden. Ergebnis: Wir haben viel gegessen, sind mehr als voll, aber weniger als zufrieden, weil wir uns um die gesamte Sinneserfahrung gebracht haben. Es ist, als wären wir gerade an dem wundervollen Küstenblick vorbeigefahren, ohne hinzuschauen. Also umdrehen und nochmal … So etwa entsteht eine gestörte Sättigung durch Ablenkung beim Essen.

●● Qualität

Mit Erstaunen beobachte ich Menschen, die mit ihrem Mercedes beim Discounter vorfahren und dann die Billigmilch, industriell produzierte Äpfel, geschmacklosen Kaffee und das Antibiotikafleisch aus der Massentierhaltung kaufen. Diese Qualität würden dieselben Menschen ihrem geliebten Auto niemals zumuten, da tanken sie vermutlich Super Plus.

Die Qualität der Lebensmittel ist ein unabhängiger Faktor, der unseren ehrlichen Appetit komplett durcheinander bringen kann. Selbst wenn sonst alles funktioniert mit den Signalen, wir uns durch nichts vom Sattsein ablenken lassen und unseren Hunger genau befriedigen, wie er uns natürlich von unseren echten körperlichen Bedürfnissen vorgegeben wird.

Wenn wir nämlich einfach nicht an jene Nährstoffe gelangen, nach denen es den Körper verlangt. Wenn das Essen, das wir wählen, einfach nicht das enthält, was wir brauchen und was der Körper erwartet. Als Beispiel mal eine simple Mahlzeit: ein Butterbrot mit Apfel. Das kann das reinste Superfood sein, wenn die Qualität stimmt. Oder eben ziemlich aussagelos, wenn nicht. In einer Messung, die der NDR 2012 veranlasste, enthielten Jonagold-Äpfel aus dem Alten Land so wenig Vitamin C, dass es kaum messbar war. Andere Sorten, andere Chargen hatten viel mehr. Butter kann super sein, wenn die Kühe gutes Futter hatten. Kräuter und Gras und Heu, dann enthält sie die berühmten gesunden Omega-3-Fettsäuren. Beim Brot heißt die Frage: Ist es ein echtes Vollkornbrot? Bio? Wenn das Mehl biologisch angebaut wurde, enthält es mehr für unseren Körper wertvolle Schutzstoffe. Auch die Getreidesorte entscheidet, welche Nährstoffe am Ende ankommen. Das Ganze muss man gar nicht wissenschaftlich analysieren. Man kann einfach nach dem Geschmack gehen: Ein intensiver Geschmack deutet auf gute Inhaltstoffe.

Eine typische Reaktion auf das Ehrlich-Essen-Brot, wie ich es in meinen Kochkursen oft backen lasse: „Es schmeckt super, aber ich kann so wenig davon essen. Das macht so satt …" Ja, weil es voller nährender Dinge steckt: gutes Vollkornmehl, Haferflocken, Leinsamen.

Wir brauchen gute Lebensmittel, um satt und zufrieden zu sein. Sonst klappt es einfach nicht mit den guten Essentscheidungen und viele Menschen essen zu viel. Der Geschmacksforscher Provenza fragte sich 2015, was schief läuft beim Menschen. Nachdem er über 20 Jahre an Tieren untersucht hat, wie gut es mit dem Appetit als Wegweiser von innen funktioniert, lautet seine Theorie für die Essprobleme der Menschen: Den Lebensmitteln fehlt der Inhalt, vor allem die sekundären Pflanzenstoffe (s. Seite 49).

Diese Gesundheitsstoffe treten immer zusammen mit Geschmack auf. Eine richtig gute vollreife Tomate zum Beispiel hat beides: viel Geschmack und reichlich Nährstoffe. Ein Käse aus Milch von einer Kuh, die Gras und Kräuter gefressen hat, schmeckt nicht nur viel intensiver, er enthält auch gesündere Fette. Der Boskop mit dem säuerlich herben Aroma, der es als Bratapfel so richtig mit den Gewürzen aufnehmen kann, der hat auch wesentlich mehr bioaktive Substanzen als ein grüner Granny Smith, der zwar sehr schön knackig aussieht, aber geschmacklich einfach nicht viel hergibt. Beispielsweise haben Tomatensorten mit höherem Ertrag geringere Konzentrationen an Zuckern, Säuren und Aromastoffen. Für die besonders in Nordamerika bevorzugte Apfelsorte Red Delicious konnte eine negative Korrelation zwischen der Intensität der roten Schalenfarbe und der Aromastoffsynthese nachgewiesen werden. Bei Untersuchungen des als Krebsschutz berühmten Brokkoli kam raus, dass bei einer Sorte nur etwa ein Drittel der üblichen Schutzstoffe, der sogenannten Glukosinolate, vorhanden war. Also auch Brokkoli ist nicht gleich Brokkoli.

Detlef Ulrich, Wissenschaftlicher Direktor des Bundesforschungsinstitutes für Kulturpflanzen in Quedlinburg, bringt es auf den Punkt: „Offensichtlich haben sich in der langen Koevolution der Menschen mit ihren Nahrungspflanzen die Aromastoffe als Signalstoffe sowohl für den Reifezustand als auch für gesundheitliche und ernährungsphysiologische Eigenschaften herausgebildet." Ulrich ist Mitglied der Deutschen Gesellschaft für Qualitätsforschung und kümmert sich vor allem um Aroma- und Geschmacksforschung für die Pflanzenzüchtung.

> Satt und zufrieden durch gute Lebensmittel.

Im Stoffwechselsystem des Menschen spielen Aromastoffe vermutlich eine entscheidende Rolle. Sie wirken auf eine Schaltzentrale im Gehirn, die Signale der Sinneswahrnehmung (Aroma, Geschmack, Mundgefühl) und der Verdauung (Sekretion) gemeinsam verarbeitet. Diese Koordinationszentrale ist das limbische System, das auch für unsere Gefühlswelt verantwortlich ist. Ein Knotenpunkt für Geschmack, Gesundheit und Genuss, könnte man sagen.

Interessant auch: Genau jene Aromastoffe, die wir als angenehm empfinden, nehmen wir schon in kleinsten Mengen wahr. Im Laufe der Evolution sind wir also regelrecht darauf getrimmt worden, sie zu erkennen. Wie ein Wolf, der kilometerweit seine Beute wittern können muss, wenn er überleben will, sind wir speziell für Düfte von Pflanzen ausgelegt, die uns gut tun. Und die Bildung solcher Stoffe im Obst und Gemüse ist gekoppelt an die Herstellung essenzieller Nährstoffe und gesunder Substanzen. In Erdbeeren oder rohen Möhren zum Beispiel gibt es einen angenehm blumigen Aromastoff, der in der Pflanze aus den als besonders gesund geltenden Carotenoiden gebildet wird; die Forscher nennen ihn Beta-Ionon. Schon wenn Beta-Ionon zwei billionstel Volumenanteile in der Luft ausmacht, können wir es riechen, damit ist es einer der potentesten Aromastoffe überhaupt. Und damit ein Hochgenuss. Wir sehen also mal wieder: Guter Geschmack, lustvoll essen ist essenziell für unser Wohlbefinden und damit für unsere Gesundheit!

Darum fordert Detlef Ulrich: „Eine stärkere Beachtung der Geschmacksqualität in der gesamten Prozesskette ist also dringend empfohlen. Diese muss sowohl die Sortenwahl als auch die Vor- und Nacherneproblematik umfassen." Unser Angebot an gutem, schmackhaftem Gemüse und Obst ist verarmt, weil man einfach jahrzehntelang auf viel Ertrag, Gleichförmigkeit und Aussehen gezüchtet hat, ohne den Geschmack zu bedenken. Genetische Erosion nennen das besorgte Pflanzenforscher. Dass man die Pflanzen jahrzehntelang auf schön und lange haltbar gezüchtet hat, brachte also eine Menge Nachteile mit sich.

Auch dem Food Horizont (s. Seite 151) der Esser schadet diese Einfalt. Kommen sie nur in Berührung mit minderwertigem Geschmack, bilden sie ihre Geschmacksdatenbank nicht richtig aus. Das beobachte ich immer wieder in Beratung und Kochkursen. Die jungen Menschen mögen dann zum Beispiel kein Gemüse, weil sie mit Discounter-Porree, Eisberg ohne

Geschmack und Plastik-Tomaten aufgewachsen sind. Oder sie können es nur mit tonnenweise Fertigsauce essen, weil es sonst nach nichts schmeckt. Die Alten beschweren sich, dass es nicht mehr schmeckt wie früher und lassen auch enttäuscht von ihren herkömmlichen Rezepten ab. Oder noch viel schlimmer: Ganz unbewusst haben sie keinen Appetit mehr darauf, weil sie immer wieder enttäuscht wurden. Sie sind nicht befriedigt. Dagegen haben dann natürlich ein paar mit Glutamat marinierte Hähnchenschenkel leichtes Spiel im Ringen um die Beliebtheit. So verliert man das Gespür dafür, was gut schmecken kann.

38 Prozent der EU-Bürger suchen ihre Nahrungsmittel danach aus, dass sie gut schmecken, für 32 Prozent ist der gesundheitliche Aspekt der Ernährung entscheidend. Das Tolle: Wenn wir ehrliche Lebensmittel haben, müssen wird diese beiden Kriterien gar nicht mehr trennen.

Nun aber zu jenen Lebensmitteln, die wirklich den größten Teil der Regale füllen. Die Grundlebensmittel wie Karotte und Zwiebel, Milch und Butter, Fleisch und Fisch machen in einem echten Supermarkt, wo doch die Mehrheit der Menschen bei uns einkauft, nur einen kleinen Teil aus. Viel mehr finden wir Lebensmittel wie Früchtejoghurts, Müslimischungen, Fertigdressing, Saucen, Sushi zum Mitnehmen und Wraps to go, Tiefkühlpizza, Aufbackbrötchen, eingeschweißte Hackfleischbällchen, Kartoffelsalat aus dem Plastikbehälter, Frischkäse-Cremes mit allen erdenklichen Aromen, Wellness-Brausen, Cola, Limo, Chips und Kekse, Schokoriegel und 5000 Sorten Eiscreme, Frühstücksflocken, Fruchtbuttermilchdrinks und Brotaufstriche, aber auch vegetarischen Schinken und veganen Thunfisch. Überall stehen Süßigkeitenautomaten, die Bäckereien verkaufen monströse Pizzabrötchenfladen, Schokocroissants und Remouladenbrötchen für unterwegs. In jeder Cafeteria, Fastfood-Kette oder Tankstelle gibt es die Wahl zwischen Muffins und Schokokeksen, Würstchen, Sandwiches, Burgern, Pommes und anderem Junkfood. Das besagte Butterbrot mit Apfel ist nicht einfach zu bekommen.

„Western Diet" ist der Sammelbegriff für dieses Essmuster, dem wir hier auch in Deutschland ziemlich ausgeliefert sind. Wenn solche industriell erzeugten Produkte in ein Land kommen, verändert das viel. „Nutrition Transition" nennt man den Wandel vom Kampf, ausreichend satt zu werden, zum Überfluss, der bei uns herrscht. Viele Länder mit niedrigem und mittlerem Einkommen stecken gerade in diesem Umbruch. Dabei wandeln sich immer auch die traditionelle Ernährung, die Art zu kochen, die üblichen Lebensmittel in einem Land hin zum Konsum von industriellen Supermarkt-Produkten. Energiedichteres, nährstoffärmeres Essen. Und mit diesem Wechsel zur Western Diet, das untersucht die Forschung ganz explizit, kommen für die Menschen dort auch Übergewicht, Diabetes, Herz-Kreislauf-Erkrankungen und andere Stoffwechselstörungen, an denen wir hier so leiden. Die Zusammenhänge sind eindeutig. Wieder abgeschafft wurden diese Lebensmittel bei uns bisher noch nicht, stattdessen rät man den Menschen einfach, weniger davon zu essen.

Mit ungefähr allem Schlechten, was so eine moderne Esswelt mit sich bringt, beschäftigt sich zum Beispiel Ashley Martin, eine engagierte amerikanische Psychologin. Sie erforscht, was uns davon abhält, instinktiv das Essen auszuwählen, das uns guttut. Sie spricht von einer „adipösmachenden" Umgebung. Eine Essumgebung, die uns stark beeinflusst. Wir können vielleicht gar nicht anders. Was und wie viel wir essen, das hängt nicht nur von uns ab, sondern auch von dem, was angeboten wird: überwiegend billiges Essen mit hoher Kaloriendichte, das aber relativ arm an wertvollen Stoffen ist. Mit Aromen, Zucker, Salz und Fett gestylt, kommt es dann trotzdem irgendwie an. Und wir können ihm kaum mehr entkommen. Gehen Sie einmal über einen deutschen Hauptbahnhof oder Flughafen mit ein bisschen Hunger im Bauch. Es ist nicht einfach, da zwischen Pommes, Schokocroissants und in der Mikrowelle aufgewärmten Pizzafladen etwas Vernünftiges zu finden. Was tun, wenn man in Deutschland im Stau steht und nur an einem Autobahnrasthof essen kann?

Nehmen wir dagegen eine Suppenküche in Asien oder einen mobilen Reisverkäufer in der Türkei. Hier gibt es echtes, frisch gekochtes Essen aus ganz normalen Zutaten mitten auf der Straße. Und sogar billiger als jeder abgepackte Snack.

Was kann man also tun? Werden Sie zum Geschmacksdetektiv! Essen Sie nicht einfach, was man Ihnen vorsetzt. Überlegen Sie dreimal, wenn Sie etwas Eingepacktes vor sich haben. Überprüfen Sie ihre Lebensmittel auf zugesetzte Aromen und suchen Sie nach echtem Geschmack. Riechen Sie, bevor Sie ein Lebensmittel auswählen. Schmecken Sie bewusst, wenn Sie ein Lebensmittel essen. Prüfen Sie, ob das was Gutes ist und vergleichen Sie. Finden Sie das intensivste Brot, eine Butter, die richtig nach Butter schmeckt, einen Apfel, dessen Geruch einem das Wasser im Mund zusammenlaufen lässt, Käse, von dem schon ein Hauch Sie mit Sinneslust erfüllt. Huhn, bei dem man den Bratengeruch am liebsten in Flaschen abfüllen möchte. Probieren, testen, Neues kennenlernen und immer wieder prüfen: Wie geht es mir danach? Wie geht es mir nach dem Tomatensalat mit der reifen Aromatomate, wie geht es mir nach dem Salat bei der Fastfood-Kette, schmecken und einfach in sich spüren. Danach entscheiden.

So finden Sie ehrliche Lebensmittel. Solche, die ehrliche Botschaften an den Körper kommunizieren.

6 Neue Ansätze

Selbstbestimmung – Essen, was ich wirklich will!

Selbst bestimmen zu können, lässt uns gesund sein. Selbstbestimmung nennt die Gesundheitswissenschaft einen wichtigen Faktor für unsere Gesundheit. Dazu gibt es Untersuchungen, die zeigen: Je mehr Einfluss die Menschen auf die Gestaltung ihres Lebens haben, desto länger und gesünder leben sie. Die Selbstbestimmung könnte sich vielleicht sogar ähnlich stark auswirken wie die Blutzuckerwerte oder das Rauchen, sagen manche.

In der Ernährungsberatung sehe ich deutlich, welche Erleichterung es für die Menschen ist, selbst entscheiden zu dürfen. Das wirkt auf lange Sicht. Im ersten Moment herrscht immer ein wenig Verunsicherung. Es ist ein bisschen, wie wenn man einem Kind schwimmen beibringt. Anfangs vermisst es den sicheren Schwimmreifen, in dem Papa es umherschiebt. Nach der aufregenden Phase des Kopf-Über-Wasser-Haltens und wenn das Zusammenspiel von Armen und Beinen koordiniert ist, beginnt die Freude am selbstbestimmten Fortbewegen. Das Gefühl, selbst zu entscheiden, wo es lang geht, die Freiheit, das Tempo zu wählen, das gute Gefühl der eigenen Kraft – all das macht Freude. Und hinzu kommt die neu gewonnene Sicherheit durch Unabhängigkeit. „Jetzt kann ich mir in jeder Situation selbst helfen."

Damit hätten wir also den ersten Grund, zum selbstbestimmten Essen zu wechseln. Nummer zwei: Den körpereigenen Signalen zu folgen macht erwiesenermaßen schlank. Nummer drei: Erst wenn wir uns alles erlauben, können wir individuell entscheiden, was uns wirklich guttut. Ohne dass uns irgendwelche Signalstörer ablenken. Ohne dass unsere Kopfentscheidung uns dabei stört. Nummer vier: Perfekter als die in uns entwickelte Selbstregulation des Körpers kann uns niemand leiten. Signalstörerfrei, ohne den Einfluss von Stress, Werbung und Zusatzstoffen, von Freunden und Diätregeln usw., können wir uns hundertprozentig darauf verlassen. Nummer fünf: Selbstbestimmt Essen ist absolut stressfrei, der positivste, entspannteste Umgang mit dem Essen.

Und zu guter Letzt: Wir können das ganz gut allein bestimmen, mit dem Essen. Warum sollten wir dann einen solchen Aufwand betreiben, um uns fremde Entscheidungen zu suchen? Wir können allein entscheiden, was und wie viel wir essen wollen. Alles, was wir tun müssen, ist, das feinabgestimmte System von Appetit, Hunger und Sättigung vor Irritationen zu schützen. Als ersten Schritt empfehle ich allen, die folgende Frage abzulegen: „Was soll ich essen?" und sie zu ersetzen durch: „Was will ich wirklich essen?" So abgewandelt wirkt sie ganz anders.

„Was will ich wirklich essen?" Das müssen wir uns so ehrlich fragen, wie es nur irgend geht. Mein Coaching-Tipp: Klären Sie das mit ihrem Körper. Stellen Sie sich das Essen vor, das Sie in Gedanken zur Auswahl haben, und gehen Sie es Stück für Stück durch. Will ich jetzt ein Stück Schokoladentorte? Wenn ja, welche? Mit Sahne oder ohne? Oder lieber ein Käsebrot? Mit sauren Gurken? Mit Tomate? Mit viel Butter? Oder ein Wokgericht? Bei jeder dieser einzelnen Vorstellungen werden Sie ein Gefühl dafür bekommen, wie es Ihnen gehen würde, wenn Sie das jetzt essen würden. Fragen Sie sich vor jedem Essen: „Wie fühle ich mich hinterher?" Der Körper weiß das, sofern Sie dieses Essen schon kennen. Und er beantwortet Ihnen die Frage prompt und deutlich. Wer Probleme mit seiner Vorstellungskraft hat, muss ein bisschen üben. Oft hat es mit Ruhe und Konzentration zu tun. Um das zu trainieren, gibt es gute und effiziente Methoden.

Klären Sie das selbst mit Ihrem Körper!

Wenn Sie dann wissen, dass Ihnen jetzt ein Avocado-Sandwich das beste Körpergefühl geben würde: Essen Sie es! Wenn für Sie herauskommt, dass Ihnen in der aktuellen Situation von dem Schokoladenkuchen im Café einfach nur schlecht werden würde: Lassen Sie es! Wenn Sie bei diesem Test erfahren, dass Ihnen vom Kuchen schlecht werden würde, Sie das aber gern in Kauf nehmen, weil es Ihnen einfach ein Fest wäre, dieses besondere Mousse-au-Chocolat-Torten-Erlebnis jetzt mit Ihrer Freundin zu teilen: Nur zu! Wenn Sie aber herausfinden, dass Sie eigentlich gern vorher noch etwas

Herzhaftes hätten, schwenken Sie nach Möglichkeit um und verschieben Sie den Kuchen. Entscheidend ist, dass Sie genau wissen, was Sie tun, und sich selbst gefragt haben, was richtig für Sie ist. Das verändert Ihre Freude am Essen, Ihr Verlangen, Ihre Sättigung, einfach alles. Glauben Sie mir.

●● Was wir von den Schwangeren lernen können

Auf den Bauch hören, das können wir von den Schwangeren lernen. Oder wie ich es nenne: den ehrlichen Appetit (wieder) finden. Viele haben ihn ein Leben lang überschrieben oder zumindest ein halbes Leben lang. Und das nimmt einem so ein Appetit schon mal übel. Er reagiert wie jeder, dem man nicht zuhört: Er ist beleidigt. Bis er dann wieder wirklich mit uns kommuniziert, braucht er eine gute Portion Zuwendung, Einfühlsamkeit und Zuhören.

Wichtig auch: die vielen, laut schreienden Essbotschaften aus Fernsehen und Zeitschriften umgehen, Esstipps im Facebook-Account und food porn auf Instagram runterregeln. Je mehr man die Anweisungen von außen reduziert, desto bessere Anweisungen bekommt man von innen. Schwangere haben den Vorteil, dass ihr Sinnessystem ein paar Level hochgefahren ist. Immer wieder beobachte ich, dass die Frauen sich auch erstaunlich selbstbewusst darauf verlassen. „Ich weiß schon, was mir guttut." Es ist, als ob das Kind klare Ansagen macht da drinnen. Natürlich sind die Bedürfnisse in einer Schwangerschaft andere, die Frau braucht vielleicht mehr Salz oder mehr Eisen, mehr Calcium oder einfach etwas mehr Energie. Aber die Intensität der Signale, die kann uns trotzdem ein Vorbild sein. So einen kleinen Ernährungsberater von innen, den können wir uns auch heranzüchten. In einem pfleglichen Umgang mit den Appetitbotschaften. Je mehr wir auf Hunger und Sättigung reagieren, desto präziser werden die wegweisenden Botschaften.

●● Achtsam essen heißt, sich selbst zuzuhören

Achtsam essen ist der neue Trend! Eigentlich ja etwas ganz Tolles, wenn man nicht, wie ich, so schnell von Trends genervt ist. Trends verzerren die

Wahrnehmung. Ein Trend muss sich ja als *die* Lösung verkaufen, nicht als eine von vielen möglichen. Das widerspräche wirklich allen Gesetzen des Marketings. Der ständige Wechsel zum immer neuen Trend bringt die Menschen durcheinander.

Im Prinzip aber ist das „Achtsam essen" eine gute Sache. Es geht vor allem darum, ruhig zu werden und sich wahrzunehmen. Das Ganze ist vom Buddhismus inspiriert, wie die gesamte Achtsamkeitsbewegung. Einer der wohl wichtigsten Effekte ist, dass man unbedachte oder impulsive Essentscheidungen à la „Chipsvernichten beim Fernsehen" oder „Mittagesseninhalieren beim Facebook-Surfen" verhindert. Schön ist es auch, dass das Konzept des Achtsamen Essens großen Wert auf das Kochen legt. Schon beim Zubereiten ganz dabei zu sein, hilft meiner Erfahrung nach beim Satt- und Glücklichmachen.

Empfohlen werden Übungen und Mediationen, um zu lernen, dem Essen die volle Aufmerksamkeit zu schenken. Kann man machen. Auch wenn ich selbst für mich und zu anderen Zwecken die Meditation sehr schätze, ist mir die übliche Ausführung der Achtsam-Essen-Ratgeber in der Beratungsarbeit mit den meisten Menschen zu aufwendig. Nur wenige meiner Klienten würden wirklich zehn Minuten täglich meditieren, wenn sie nicht ohnehin schon dafür brennen. Aber Meditation ist sicher nur *ein* Weg, um achtsam zu sein.

Alle Gedanken auszuschalten und ganz leer zu werden, das fällt vielen Menschen in der Ess-Situation im Alltag erst einmal schwer. Der Klassiker: gerade aus dem Meeting raus, rein in die volle Kantine mit der grausamen Akustik und vielleicht noch zwischen zwei Menschen, die man nicht mag. Da muss man yogisch schon ziemlich weit sein, um hier Gedankenstille zu erreichen.

Für Viele ist es schon ein riesiger Schritt, einfach alle anderen Aktivitäten nebenbei abzuschalten. Also definitiv: weg vom Rechner, Fernseher aus, Handy in der Tasche lassen und nicht nebenbei die Briefpost lesen. Natürlich haben wir alle wenig Zeit heute, aber es geht ja letztlich darum, sich selbst zuzuhören. Screenfree eating – bildschirmfreies Essen.

Screenfree eating ist schon ein großer Schritt.

Statt zu meditieren kann man auch aktiv zuhören, so ähnlich, wie ich schon das Schmecken mit dem Hören einer Symphonie verglichen haben (s. Seite 37). Statt Gedankenstille empfehle ich Konzentration. Mein Coaching-Tipp: den Geschmack ganz aufmerksam beobachten. Vor dem ersten Bissen am Essen riechen und sich schon mal vorstellen, wie es gleich schmecken wird. Loslegen und die Grundgeschmäcker durchgehen. Ist es „süß", „salzig", „sauer", „bitter", „würzig-umami"? Kann ich es als fettig erschmecken? Ist es scharf? Und je nach Schwierigkeitsgrad kommen dann weitere Aufgaben mit rein. Fortgeschrittene filtern gleich für sich heraus, was ihnen an diesem Essen gefällt, was ihnen guttut. Es ist extrem hilfreich, nach jedem Essen kurz innerlich festzuhalten, ob das Lebensmittel für Wohlbefinden gesorgt hat oder nicht. Zu spüren, wie es einem geht. Die großen Gurus unter den Essern können hier schon bewusst den abnehmenden Zusatznutzen suchen (s. Seite 65): Wie schmeckt mir der erste Bissen? Wann verändert sich die Freude durch den Geschmack? Nach wie viel hört es auf, so richtig gut zu sein? Wann lässt der gute Geschmack nach? Was alle tun können: Atempausen und Schmeckpausen beim Essen. Kurz zurücklehnen, mit Essen im Mund tief durch die Nase in den Bauch einatmen und langsam wieder ausatmen. Fünfmal pro Mahlzeit ist schon gut. Einfach mal sehen, welchen Unterschied das macht.

Das ist jetzt natürlich nur einer von vielen Tipps, um achtsam zu essen und damit ehrlicher auf den eigenen Appetit zu hören.

●● Intuitive eating – was der Trend für uns bedeutet

Aus-dem-Bauch-raus-Essen goes science. Es wird wirklich gut erforscht und die Experten, auch in Deutschland, arbeiten daran, Trainingsmethoden zu entwickeln. So zuversichtlich sind sie, auf dem richtigen Weg zu sein. Meine Prognose ist, dass es vielleicht noch fünf Jahre dauert, bis die Stärkung der körpereigenen Signale der anerkannte Weg zur Bekämpfung von sowohl Übergewicht als auch Fehlernährung ist. Für gesunde Menschen natürlich, nicht akut Kranke. Bei manchen chronischen Krankheiten, etwa Diabetes, könnte diese Methode mit Einschränkungen ebenfalls wirksam sein.

In den USA erschien der erste Bestseller zum intuitiven Essen bereits 1995 und ist seither ein Verkaufsschlager. Geschrieben wurde er von zwei

Ernährungsberaterinnen, die aus ihrer Arbeit heraus nach neuen Wegen suchten. Für uns wurde er erst 2013 übersetzt als *Intuitiv Abnehmen*. Inzwischen gibt es von den beiden Autorinnen ausgerichtete Fortbildungen zum Berater für intuitives Essen für quasi alle, die so ein Ess-Coach werden wollen. Die wichtigsten Elemente, die es beim intuitiven Essen zu lernen gilt, sind: die Diätmentalität überwinden, den eigenen Körper wahrnehmen lernen und damit Hunger und Sättigung besser spüren sowie sich auch auf anderen Wegen mit Glücksgefühlen versorgen.

Leider erscheint mir das intuitive Essen in der Umsetzung in Büchern und Anleitungen oft ein bisschen defizitorientiert. Die Ratschläge tendieren häufig sehr dazu, den Schwerpunkt auf gestörtes Essverhalten zu legen, vor allem auf das Essen aus emotionalen Gründen. Das ist bestimmt ein ganz wichtiger Aspekt und viele von uns essen aus einer Gefühlslage heraus. Aber ich sehe in der Praxis: Nicht alle, die sich nebenbei Kekse reinschieben, haben gleich eine grundsätzliche Störung in ihrem Seelenleben. Manche verwechseln das Energiedefizit nach drei Stunden Schreibtischarbeit bei flacher Atmung und zweidimensionaler Reizüberflutung einfach mit Appetit. Sie könnten genauso gut zweimal die Treppe rauf und runter laufen und bekämen dadurch ihre Frische zurück. Würde man sie dann fragen, ob sie etwas essen wollen, würden sie vermutlich nein sagen. Andere haben sich schlichtweg nicht vernünftig satt gegessen, und Kekse sind greifbar, wieder andere stecken im totalen Süßmodus, sie haben ihren Körper so an Zucker gewöhnt, dass er diesen Kick regelmäßig sucht.

Das alles sind Aspekte, die ich als Signalstörer bezeichne. In meinem Coaching geht es darum, diese herauszuarbeiten und zu umgehen. Über dieses Prinzip kann jeder zum intuitiveren Essen kommen. Auch ohne gleich sein Gefühlsleben hinterfragen zu müssen.

Den Schwerpunkt sehe ich darin, sich auf die Suche nach dem ehrlichen Appetit zu machen. Ganz klar unterscheiden zu lernen: Wann brauche ich wirklich richtiges Essen, um den Körper zu nähren und zu versorgen? Wann wirken Süßigkeiten wohltuend und wann wird mir schlecht davon? Wann brauche ich etwas ganz Anderes, um Energie zu bekommen – frische Luft etwa, Flüssigkeit oder einfach Schlaf? Wenn ich dann trotzdem gegen die Körperwünsche essen möchte, ist das absolut legitim – Hauptsache, ich bin mir dessen bewusst.

Mir reicht es auch nicht, immer nur über das Abnehmen nachzudenken. Beim intuitiven Essen geht es oft zu ausschließlich um die Mengen. Nicht zu essen, wenn man satt ist, Ersatz zu finden, wenn man Gelüste hat, und sich auf guten Hunger und Sättigung zu konzentrieren. Ich gehe einen Schritt weiter und schaue: Welcher Appetit, welcher Geschmack ist Wegweiser zum individuell richtigen Essen? Welche Nahrungsmittel, welche Gerichte machen die Menschen so zufrieden, dass sie sich einfach perfekt versorgt fühlen? Dann essen sie auch weniger. Dann sind Essgelüste vollkommen ausgeschlossen. Also immer wieder die Frage: Was nährt die Menschen wirklich?

Insgesamt kann der als intuitiv Essen bezeichnete Ansatz aber wunderbar bewirken, dass die Menschen wieder auf sich hören, von den verwirrenden Essempfehlungen loszukommen und Frieden zu schließen mit dem Essen. Und es wirkt, da sind sich führende Experten aus der Wissenschaft einig. Das intuitive Essen steht dem bisher noch angesagten System der Nährstoff- und Lebensmittelvorgaben natürlich diametral entgegen. Ich bin gespannt, wie sich das entwickelt. Auch Esstrends wären damit quasi abserviert, und kein grüner Smoothie – mit oder ohne Avocadokern – käme mehr dagegen an, keine New-York-Diät mit Eiweißvorgaben passt in ein System, in dem die Menschen aus dem Bauch heraus entscheiden.

Frieden schließen mit dem Essen

 ## Wirksensorik – Essen spüren

An einer noch ganz unbekannten, aber sehr interessanten Methode zum neuen Umgang mit unserem Essen arbeitet ein Darmstädter Agrarwissenschaftler. Dr. Uwe Geier ist Spezialist für Lebensmittelqualität, forscht seit einigen Jahren im Bereich der sogenannten Wirksensorik und veröffentlicht dazu seit 2016. Empathic Food Testing (empathischer Essenstest) nennt er sein Konzept auch und fordert dazu auf, hinter den Geschmack zu schauen. Er möchte Menschen spüren lassen, wie Lebensmittel auf sie wirken. Diese Bewertung aus achtsamer Wahrnehmung heraus soll dann Grundlage sein für die Entscheidung: „Was esse ich?", „Was esse ich nicht?" Wie sie sich nach dem Essen fühlen, testet er bei seinen Studienteilnehmer ab. Sein Grundgedanke: Wenn die Menschen anfangen, den Wirkungen des Essens mehr Aufmerksamkeit zu schenken, werden sie zusätzliche Informationen zur Lebensmittelauswahl bekommen. Nämlich die, die sie brauchen: „Ob ihnen das Essen guttut." Die Wirksensorik soll auch Hilfe bieten bei der selbstbestimmten Entscheidung, welches Lebensmittel sie essen wollen und welches nicht. Ich finde, das ist ein schöner Gegensatz zur großen Frage unserer Zeit: „Was darf ich essen?" oder gar dem verwirrten „Was darf man denn überhaupt noch essen?" Uwe Geier beschreibt es als eine Art „wach" werden. Wacher spüren, was das Essen mit einem macht und nur das kaufen und essen, was individuell guttut. „Wir brauchen keine äußeren Instanzen, um das zu entscheiden", da ist der Wissenschaftler sich sicher. So könnte jeder für sich herausfinden, ob Sojamilch oder Kuhmilch, ob die H-Milch von Penny oder eine frische vom Hofladen besser ist. Ob Wurstbrot zum Frühstück, grüner Smoothie oder lieber Haferbrei.

Bei dem Gefühl nach dem Essen geht es nicht nur um den körperlichen Eindruck, wie etwa *satt* oder *hungrig*, sondern auch um geistige oder seelische Empfindungen wie *leicht* oder *schwer*, *nervös* oder *ruhig*, wohl oder *unwohl*. Und letzten Endes gehört das ja alles zusammen. Wenn wir uns wach fühlen oder müde, dann ist das etwas Körperliches; wir können aber auch geistig wach sein oder uns seelisch ausgelaugt fühlen.

Wirksensorik geht weit über die klassische Sensorik mit Geschmackserlebnissen, Geruchserlebnissen, Mundgefühl hinaus. „Dieses Gefühl, dieses Empfinden nach dem Essen oder Trinken, was dann eben so bleibt und bemerkbar ist nach dem Geschmackseindruck, das ist für mich der wirksensorische Eindruck", beschreibt es Uwe Geier. Das Besondere an seiner Methode: Winzige Mengen eines Essens im Mund zeigen sofortige Wirkung. Das wäre natürlich eine großartige Hilfe in der alltäglichen Essentscheidung. Gerade wenn einem Neues begegnet; wenn ich schon beim ersten Bissen weiß, ob mir die Quesadilla von diesem Mexikaner guttut oder nicht. Und so sollte es ja im besten Falle sein. Die Büffel in der Prärie würden sicher auch nicht überleben, wenn sie ein Giftgras erst erkennen könnten, wenn der Bauch schon voll ist.

Aus dieser schnellen Reaktion lässt sich laut Sinnesforscher Geier ableiten: „Die wirksensorischen Beobachtungen können nicht viel mit den bisher bekannten Verdauungseffekten zu tun haben." Was genau da wirkt, weiß noch keiner. Es ist aber vielleicht nicht so wichtig. Erst einmal geht es darum, das Phänomen zu erfassen. Faszinierend ist es ja schon, wie unterschiedlich man sich nach dem einen oder anderen Essen fühlen kann – auch unabhängig von den Nährstoffen. Um die Aussagekraft seiner Methode zu ermitteln, führte Uwe Geier in Zusammenarbeit mit dem Technologiezentrum Bremerhaven eine Studie zur Entwicklung eines Tests zur Messung wirksensorischer Effekte (bzw. lebensmittelinduzierter Emotionen) durch. Dieser soll auch geeignet sein, die Wirkungen von Grundnahrungsmitteln zu beschreiben. Verglichen wurden von ganz normalen, also ungeschulten Konsumenten unter anderem verschiedene Qualitäten von Milch, Brot und Wasser. Die Studie zeigt unter anderem, dass die geschmackliche und wirksensorische Beurteilung der Proben voneinander unabhängig sein können.

Wie so ein Test abläuft, frage ich Uwe Geier. Wie können wir uns als ganz normale Esser an diese Wahrnehmungen heranwagen? Man müsse nur seine ganze Aufmerksamkeit nach innen lenken, auf den Körper, die Gefühle in dem Moment, die Gedanken, sagt er. Dann nimmt man eine kleine Menge des Essens oder Trinkens in den Mund, lässt sie kurz auf der Zunge wirken, schluckt. Je ruhiger oder unabgelenkter man das macht, desto deutlicher spürt man, was jetzt mit einem passiert. Wie man sich vorher schnell entspannt und dann konzentriert, dafür gibt es viele Methoden und jeder kann seine eigene nutzen. Anfangs macht man das am besten alleine, mit ein bisschen Zeit. Durch Üben wird man besser.

Uwe Geier: „Es gibt natürlich auch ein paar Tricks; das eine ist, wie man mit den Geschmackseindrücken umgeht. Die sind ja da und man muss sie durchlaufen lassen, aber es geht eben darum, dass man trotzdem nicht den Eindruck danach verpasst. Die Kunst besteht darin, dass man seine Aufmerksamkeit darauf richtet. Das ist nichts Außergewöhnliches, wir können auch in einem Raum verschiedene Geräusche haben und uns nur auf eines konzentrieren. Man kann das, wenn man geübt ist, durchaus gleichzeitig machen – schmecken und wahrnehmen, wie es einen fühlen lässt." Dabei soll auch jeder Ungeübte für sich unterscheiden können, was ihm bekommt. Laut Uwe Geier kann man sogar so feine Unterschiede spüren wie die zwischen Rohrzucker und Rübenzucker.

Die Fragestellung der Wirksensorik lautet also „Wie fühle ich mich beim/nach dem Essen?" „Wie geht es mir?" Körperlich, aber eben auch im Ganzen. Und wenn man sich so fragt, dann bekommt man auch eine Antwort, ein Gefühl. Es ist anfangs ein bisschen schwierig, umzuschalten vom reinen Schmecken aufs Fühlen. Doch es lohnt sich. Geier empfiehlt auch, „den Geschmack nicht raushalten zu wollen". Das funktioniert sowieso nicht.

Und hier kommt die Datenbank des Appetits ins Spiel (s. Seite 55). Wird die Wirkung nach dem Essen bewusst wahrgenommen, knüpft sie sich an die Geschmackserinnerung. Ob es nun Wirkstoffe sind, die der Körper abscannt, oder eher die Wirkung, wie die wärmende, die entspannende. Vielleicht sind es auch Stoffe, die wir noch gar nicht kennen. Vielleicht wirken sie auch ohne Stoffe. Schon seit Jahren arbeite ich in meinen Ess-Coachings sehr erfolgreich mit einer Technik, die meiner Erfahrung nach zum ehrlichen Appetit führt: Wer sich nach jedem Essen fragt, wie es ihm geht, lernt schnell, was ihm guttut. Einmal abscannen: Bin ich so satt, wie ich es mir wünsche? Fühle ich mich fit? Bin ich zufrieden? Gibt es irgendein weiteres schlechtes oder gutes Gefühl? Anhand dieser Fragen bewerten meine Esser ihr Essen, danach wird eingekauft und gegessen. Und wir kommen zu erstaunlichen Ergebnissen. Wie in einer Spirale schrauben sich Wohlgefühl und das Verlangen danach in Richtung Gesundheit.

Viele Menschen ändern nach kürzester Zeit ihre Einkaufslisten und ihre Standardgerichte. Wer so entscheidet, isst auffällig weniger Kekse zwischendurch und kümmert sich voll Freude um ein anständiges Abendessen, wechselt freiwillig vom schnellen Sandwich vom Bahnhof zum warmen Haferbrei. Viele Menschen fühlen sich nämlich tatsächlich nach einer gut gekochten Mahlzeit besser als nach einer Pizza vom Bringdienst. Nach einem Sahne-Kakao-Dessert besser als nach einem Schokoriegel. Nach einem Apfel besser als nach ein paar Gummibärchen. Sie haben nur nie gewusst, dass diese Reaktionen so wichtig für sie sind. Vor allem dann nicht, wenn Gesundheit immer Pflichtprogramm war oder ihr Blick immer nur auf die Waage geschielt hat. Es macht unglaublich frei, so nach den eigenen Gefühlen zu essen. Und die Menschen haben endlich Frieden mit dem Essen. Keinen inneren Kampf mehr: „Soll ich oder nicht?" Dass das Essen auch objektiv gesünder wird und Pfunde purzeln, sind für mich nur Nebeneffekte.

Für mich ist die Wirksensorik eine vielversprechende Methode, weil jeder sie schnell beherrscht. Man braucht dafür keine spezielle Technik zu lernen, sondern jeder kann auf seine Art die Konzentration üben. Dann gilt nur: Üben, Üben, Üben, und dabei schärfen sich die Sinne ganz von allein. Gehen wir zurück zum Vergleich des Schmeckens mit dem Hören einer Symphonie (s. Seite 37), dann kommen wir hier weg von den analytischen Gedanken, wie „Ein wundervolles Solo der Violine" hin zu dem Empfinden „Dieser Gesang macht mich so ruhig."

Für verschiedene Menschen kann ein und dasselbe Lebensmittel unterschiedlich gut oder schlecht sein, besagt die Wirksensorik. Zwar sind die wahrgenommenen Qualitäten des Lebensmittels in den Studien deutlich von den Testpersonen einheitlich erspürt wurden, aber ob man es als richtig für sich empfindet, ist natürlich individuell. Ob ich jetzt etwas Wärmendes brauche, etwas Entspannendes oder lieber einen Kick für den Kopf – das hängt ganz von mir ab und meiner Tagesverfassung.

Ein schönes Beispiel sei die Kartoffel. In der Wirksensorik sieht man, dass sie im Vergleich zur Möhre oder Tomate eher beruhigend und entspannend wirkt. Und so könne man sich eben überlegen: „Wann will ich eigentlich eine Kartoffel essen und wann ist vielleicht eine Tomate angebrachter?" Kartoffelgerichte können eben auch helfen, „dass man ein bisschen runterkommt", erklärt Uwe Geier. Zumindest ein paar Minuten fühlt man sich so, durch ein bestimmtes Lebensmittel, vielleicht ein paar Stunden. Welchen langfristigen Effekt diese Methode für die Gesundheit der Menschen mit sich bringt, ist natürlich unklar. Auch sonst gibt es bei der Wirksensorik noch jede Menge zu erforschen, weitere Wissenschaftler sind ebenfalls dran.

Aus meiner Sicht ist diese Methode ein wundervoller Weg, die Menschen zu selbstbestimmtem Essen zu bringen. Und es ist gut, dass diese Sinnesfertigkeit der Menschen zum Wahrnehmen von Lebensmittelqualität einmal wissenschaftlich angegangen wird.

Die Ehrlich Essen Methode – wie können wir wirklich anders essen?

In meinen Coachings arbeite ich mit der Ehrlich Essen Methode; sie macht es sich zur Aufgabe, den Menschen zu helfen, die das ganz normale, entspannte Essen verlernt und Probleme mit der intuitiven Auswahl der Lebensmittel oder ihrem Gefühl für Hunger und Sättigung haben. Ob sie zu viel wiegen oder zu wenig, die Methode hilft ihnen zurück zu ihrer eigenen Mitte. Professionell arbeite ich mit Diätgeplagten, leicht Essgestörten ebenso wie mit Schweradipösen. App-Süchtige und Sportjunkies kommen zu mir, aber auch ganz normale Menschen, um ein bisschen abzunehmen und sich fitter zu fühlen oder um einfach endlich das Nachdenken über das Essen hinter sich zu lassen. Sie alle finden ihre individuelle Lösung im ehrlichen Essen.

Besonderer Schwerpunkt ist ein Anarbeiten gegen die Verunsicherung durch zu viel Wissen und Fakten sowie das Training zum Wiederspüren der körpereigenen Signale.

So individuell wir sind, so persönlich sind auch die Faktoren, die uns vom ganz normalen Essen abhalten. Daher ist die Methode in vier Module aufgebaut. Jeder Mensch hat üblicherweise ein oder zwei herausragende Ansatzpunkte, bei denen gestartet wird. Am Ende fügen sich die vier Module zu einem Ganzen und das Essen gelangt zurück zu einer gesunden Normalität.

Einfacher geht es eigentlich nicht.

●●● Signalstörer Kompetenz

Wie wir in den vorhergehenden Kapiteln gesehen haben, steckt die moderne Esswelt voller Tücken, die unseren sensiblen Ernährungsberater von innen stören. Wir können sie leider nicht ausschalten. Wir können aber lernen, besser damit umzugehen und zu erkennen, wann und wo sie uns irritieren.

Signalstörer sind all jene Faktoren, die uns davon abhalten, einfach von innen heraus das zu essen, was uns guttut. Es gibt stoffliche Störer wie die Süßstoffe, Aromen und Geschmacksverstärker. Es gibt aber auch hormonelle Störungen, allen voran die durch Stress oder Schlafmangel provozierte Hormonsituation im Körper. Auch ständiges Überessen und pausenloses Zwischendurchessen kann die Hunger- und Sättigungshormone durcheinanderbringen. Dabei ist zu beachten, dass Ernährungsregeln und Diäten ebenfalls einen Stressfaktor darstellen. Wer sich schon vor dem Essen und beim Essen den Kopf zerbricht, ob das da auf dem Teller jetzt okay ist, der steht definitiv unter Stress.

Hinzu kommt das Gefühl, nicht tun zu dürfen, was man will. Ein ganz wichtiger Aspekt meiner Meinung nach. Ich arbeite stark daran, die Menschen zum selbstbestimmten Essen zu bringen, weil ich bei meinen Klienten bemerke, dass die eigene freie Entscheidung uns überall im Leben guttut, aber dass wir sie besonders dringend zurück brauchen beim Essen. Bei jeder Maßregelung und Einengung kann es nur zwei Reaktionen geben: angepasstes Verhalten, was oft irgendwann zur Explosion führt, oder gleich das, was ich als eine Art Trotz bezeichnen würde. Das ist ein bisschen kindisch. Und Sie wissen vermutlich, was ein Kind anrichten kann, wenn es trotzig wird: Es sperrt sich gegen jede Vernunft und tut das Gegenteil.

Ich arbeite strategisch und systematisch daran, den Menschen beizubringen, wie sie sich selbstbewusst gegen ihre spezifischen Signalstörer programmieren, meist geht es um stark verarbeitete Lebensmittel, Zusatzstoffe, ein Übermaß an Empfehlungen, Werbung, Stress oder die mangelhafte Qualität des uns im Alltag oft umgebenden Essangebots. Signalstörer Kompetenz wird auf allen Ebenen trainiert, um den Weg zum selbstbestimmten Essen frei zu machen, damit Kopf und Körper ihre sensiblen Signale zu Bedarf und Bedürfnissen ungestört austauschen können.

Unsere Signalstörer sind so individuell wie wir selbst. Jeder hat einen anderen Mix aus Störern, der ihn davon abhält, aus dem Bauch heraus das Richtige zu essen. Diesen Mix muss man strategisch aufspüren und dann Wege entwickeln, ihn unwirksam zu machen. Auszuschalten. Der Vorteil dieses Weges: Man arbeitet wirklich nur am Knackpunkt. Jahrelang habe ich in meiner Anfangszeit mit viel Kraft versucht, mit Menschen die Süßigkeitenmenge zu reduzieren oder die sechs Scheiben Brot zum Abendessen, indem wir bestimmte Ziele vereinbart haben. Aber das Brot war nicht das Problem. Auch nicht die Anzahl der Schokoladenstücke oder Ähnliches. Das echte Problem war, dass sie gar kein Brot essen wollten, sondern vielleicht etwas Warmes. Oder dass sie sich am Esstisch immer mit ihrem Mann gestritten haben. Oder dass es die falsche Schokolade war. Oder dass sie keine Ideen hatten, was ein guter Notfallsnack für die Handtasche war. Oder dass sie beim Essen den inneren Stress nicht beachtet haben. Jetzt funktionieren diese Fälle reibungslos, wir müssen gar nicht mehr über Mengen sprechen. Das wissen die Menschen ohnehin. Es geht nur noch um das „Warum", „Was bringt mich dazu?", und die Menschen sind so erleichtert, wenn sie sich nicht mehr gezwungen fühlen. Weder von den Umständen zum Essen gezwungen („ich kann nicht anders" = Ohnmacht), noch von mir zum Nichtessen gezwungen („Sie sollten aber nur …" = Bevormundung).

Und das ist nicht nur für meine Klienten gut. Es ist auch für mich einfach herrlich, so zu arbeiten! Respekt vor den Eigenheiten und, dem universellen Wissen und den Fähigkeiten eines jeden Einzelnen.

Im Coaching arbeite ich daran, eine möglichst ungetrübte Geschmackswahrnehmung zurückzugewinnen. Grundvoraussetzung ist unter anderem, zugesetzte Aromen komplett zu streichen. Zumindest für eine Weile, abhängig davon, wie die Menschen vorher gegessen haben. Und da passiert wirklich Erstaunliches. Natürlich fallen damit in der Regel erst einmal gewohnte Lebensmittel weg. Es geht zurück zu normalen Grundlebensmitteln, die das enthalten, wonach sie schmecken; aber mit dem, was dann auf den Tisch kommt, geraten die Menschen bald in ungekannte Geschmacksdimensionen. Die Experimentierfreude wächst und die Sinne werden gestärkt.

Die ungetrübte Geschmackswahrnehmung zurückgewinnen.

Bald schon finden Menschen zu geschmacksintensiven Zutaten, die dann auch Wirkung mit sich bringen. Essen, das zufrieden macht. So können sie den Menschen individuell guttun und sich dann immer mal wieder ändern.

Eine Klientin etwa hat im Aromaentzug angefangen, wirklich selbst zu kochen. Das Besondere an ihr: Sogar Zwiebeln anbraten war komplett neu für sie. Wie viele andere der Generation der 20- bis 30-Jährigen hatte sie nie gelernt, wie man eigentlich Essen zubereitet. Die Geruchsbefriedigung war gigantisch. In wirklich kurzer Zeit hat sie, mit einer kleinen Liste einfacher Grundrezepte gestartet, durch Variationen ihren Geschmackshorizont neu aufgebaut. Zwiebeln. Was passiert, wenn ich Ingwer ergänze? Knoblauch? Angedünstetes Tomatenmark als Saucenbasis? Schnittlauch auf den Frischkäse? In Öl angebratene Minze als letzter Kick in der Suppe. Gerösteten Sesam in die Salatsauce. Und dann hat sie natürlich auch zurückgefunden zu den Zutaten, die selbst und für sich schmecken. Der angenehme Nebeneffekt: Bei all der Freude am echten Geschmack hat sich ihre Mengenproblematik quasi nebenbei gelegt. Sie wurde schon beim Kochen satt bzw. hat gelernt, ihre Speisen genau so zu kombinieren, dass sie davon auch wirklich zufrieden wurde. Da brauchte sie dann keinen zweiten Teller und kein Eis aus Verzweiflung hinterher.

●●●   Appetit Harmonie

Die Appetit Harmonie ist das Ziel. Denn wenn wir Frieden mit unserem Appetit gemacht haben, können die Signale von Appetit, Hunger und Sättigung wieder wahrgenommen und umgesetzt werden.

Eigentlich ist es also ganz einfach: Man isst, wenn man Hunger hat, hört auf, sobald man satt ist, und folgt bei der Wahl der Lebensmittel seinem intuitiven, natürlichen Appetit. So funktioniert es zumindest bei wilden Tieren und anderen Lebewesen, die sich frei und selbstbestimmt versorgen können.

Bei den Menschen sieht es in unserer modernen Esswelt ein bisschen anders aus. Aufgrund der Signalstörer ist bei der Mehrheit der Menschen in der „westlichen Welt" der ehrliche Appetit gestört oder im besten Fall nur irritiert. Daher der zunehmende Bedarf, die intuitiven Appetit- und Hungersignale wieder zu trainieren und ihre eigenen Hunger- und Appetitsignale zu entschlüsseln: Brauche ich Energie, bin ich nur gelangweilt, ärgere ich mich gerade über meinen Chef oder fehlt mir Sauerstoff? Habe ich Hunger, habe ich gerade ein Plakat in rot und weiß gesehen, bin ich gestresst oder befinde ich mich einfach in einer Zuckerspirale? Denn nur wenn die Appetit- und Hungersignale frei von Signalstörern arbeiten, können sie zu unserem persönlichen Ernährungsberater von innen werden. Individueller und selbstbestimmter als jeder Ernährungsplan und jede Diät.

Seien Sie sicher: Solange wir nur ehrliche Lebensmittel essen, die korrekte Botschaften vermitteln und deren Geschmack und Textur echt sind, solange wir bewusst den ehrlichen vom unehrlichen Appetit unterscheiden, kann uns nichts passieren. Der ehrliche Appetit will uns nicht über den Tisch ziehen. Man muss vor ihm keine Angst haben.

Der Appetit ist kein Monster, das man zügeln oder einsperren müsste. Er gehört freigelassen

> Der Appetit
> ist kein Monster,
> das man zügeln oder
> einsperren müsste.

und wir sollten uns um ihn kümmern. Denn in ihm steckt unser individueller Ess-Coach von innen. Wie ein eingebautes Navigationssystem bringt er uns zum richtigen Essen. Besser als jede Ernährungsempfehlung.

Die Appetit Harmonie ist das Gegenteil von Disziplin und Kontrolle. Es geht nicht darum, sich noch mehr zurückzuhalten. Es geht darum, den Körper deutlich zu verstehen und für ihn zu sorgen. Essen, wenn man hungrig ist – aufhören, wenn man satt ist. Das ist der allererste Schritt.

Wenn wir Hunger und Sättigung wahrnehmen, dann sollten wir lernen, die Intensität zu betrachten. Platzieren wir die beiden Zustände in Gedanken an die beiden Enden einer Messlatte. Wie auf einer Skala kann man sie sich als zwei entgegengesetzte Pole vorstellen. Sagen wir ganz links liegt der extreme Hunger, kurz vor dem Umfallen, nach rechts nimmt der Hunger ab und geht in Sättigung über. Ganz rechts ist man dann zum Platzen voll. Mit meiner Methode trainiere ich die Menschen, die ganz persönliche Skala immer klar vor Augen zu haben und zu wissen, wo sie sich gerade befinden. Außerdem hat jeder ein eigenes Maß, bei welcher Intensität des Hungers es gut ist zu essen, in welchen Bereichen es körperlich echt hart wird. Das gleiche gilt für die Sättigung. Das sind die Leitplanken, innerhalb derer man sich bestens fühlt. Sie geben vor, wann wieder gegessen werden sollte und wann es aufzuhören gilt. Werden sie ignoriert, gerät alles aus dem Gleichgewicht. Wer zum Beispiel den Tag über zu sehr hungert, hat oft abends das Gefühl, einfach nicht satt zu werden, und braucht immer wieder noch irgendwas nach dem Abendessen.

Die Appetit Harmonie lehrt, zwischen dem ehrlichen Appetit und unehrlichen Gelüsten zu unterscheiden. Es geht nicht darum, sich einfach ab und zu ein Eis oder eine große Pizza zu erlauben. Es geht darum, herauszufinden, wann das guttut und wann nicht oder wann man zum Beispiel einfach nur gelangweilt ist vom Einheitsgeschmack und sich am besten mal wieder eine traditionelle, würzige Spaghetti Bolognese kocht – mit gutem Hackfleisch, frischen Tomaten und natürlich Sellerie –, eine scharfe Kürbis-Ingwer-Suppe oder einen selbstgemachten Burger. Auch wenn das mal länger dauert, als eine Tüte aufzureißen. Damit entscheiden sich auch die Folgen: ob es uns satt macht, zufrieden macht, wütend macht, ein schlechtes Gewissen macht und so weiter. All diese Faktoren wirken auch darauf, ob uns unser Essen dick macht oder nicht.

Die Grundübung besteht darin, einmal kurz in sich zu gehen, bevor man sich entscheidet, etwas zu essen. Das ist so simpel und doch so wirksam. Wenn man die richtige Technik hat, schützt es vor allem Essen, das dem Körper schaden könnte. Man stellt sich vor, wie man sich nach dem jeweils angedachten Essen fühlen würde. Stück für Stück geht man die Varianten durch: Wie geht es mir gleich, wenn ich jetzt ein Eis esse? Wie nach einer Kugel? Wie nach drei Kugeln? Wie, wenn ich jetzt einen Orangensaft trinke? Wie, wenn ich ein paar Pistazien esse? Der Körper weiß das und gibt uns ein antizipiertes Gefühl für jedes vorgestellte Essen. Das muss man ein wenig üben, aber es gibt gute Trainingsmethoden.

Zum Testen, ob es nur ein Lusthunger ist – der Wunsch, unser Belohnungssystem ein bisschen anzutriggern oder unseren Körper zu spüren –, kann man zum Beispiel ein bisschen Kuscheln oder Küssen. Oxytocin, ein Wohlfühlhormon, das beim Kuscheln, Küssen, Sex und Stillen freigesetzt wird, senkt die Lust auf Süßigkeiten – 25 Prozent weniger Schokokekse, fanden Lübecker Neuroendokrinologen 2013 heraus. Es hilft aber auch, ganz banal eine Minute Liegestütz zu machen oder eine Übung zur tiefen Bauchatmung oder eine andere, individuell angebrachte Übungsform. Dadurch kommt es zu einem Gefühl der Entspannung, das hilft, gute Entscheidungen zu treffen; zum anderen sinken die Stresshormone und der Hunger wird relativiert. Wichtig ist auch: Durch so eine kleine Körperübung nehmen wir uns sofort besser wahr. Wir spüren dann den Körper und seine Bedürfnisse – nicht nur den Kopf.

●●● Food Horizont

Der Food Horizont ist die Gesamtheit jener Lebensmittelauswahl, die der Esser kennt und regelmäßig isst. Ohne ihn kann der Körper sich selbst nicht intuitiv helfen, denn es mangelt ihm sozusagen an Wörtern, mit denen er seine Bedürfnisse dem Kopf beschreiben kann. Dann kann der Appetit sich nicht ausdrücken. Ganz einfach: Man kann nur Lust auf etwas haben, das man benennen oder beschreiben kann.

Wie in einer Sprache kann man einen kleinen Wortschatz haben (= der Körper kennt wenige Lebensmittel), oder eben einen großen Wortschatz (= der Körper kennt viele Lebensmittel). Kennt man die falschen Wörter in einer Sprache – kann beispielsweise nur fluchen, nicht aber nach dem Bahnhof fragen, kommt man nie zum Zug. Kennt der Körper nur Junkfood, kann auch nur danach gefragt werden. So ist das mit der Datenbank des Appetits: Das Ess-Vokabular muss gut sein für gute Essentscheidungen (s. Seite 55). Man kann sich also ein gesundes Vokabular aufbauen.

Dass die Wissenschaft nun das Konzept der Food Synergy anerkennt, ist eine weitere Bestärkung darin, den Food Horizont zu erweitern. Der Ernährungsforscher David Jacobs von der School of Public Health der University of Minnesota verfolgt damit einen neuen Denkansatz, um die Nahrungswirkungen zu verstehen. Die Food Synergy besagt, dass zwischen den Nährstoffen Wechselwirkungen bestehen. Das bedeutet, dass sie sich gegenseitig unterstützen und bestärken, manchmal auch abschwächen können. Der antioxidative Gesundheitsstoff im Kurkuma etwa wirkt fast 2000-mal stärker, wenn er gemeinsam mit einem anderen Stoff aus dem schwarzen Pfeffer auftaucht. Zellschutzstoffe der Tomate wirken besser in Anwesenheit von Avocado und vieles mehr. Man kann es sich vorstellen wie die einzelnen Instrumente in einem Orchester. Wenn sie zusammenspielen, kommt dabei ein perfektes Ganzes heraus – viel mehr als die Summe seiner Teile.

Food Synergy besagt auch, dass manche Lebensmittel während des Verdauungsprozesses wie ein Puffer oder wie ein Beschleuniger wirken, wodurch Nährstoffe langsamer freigesetzt und teilweise in geringerem Maße aufgenommen oder vom Körper besser resorbiert werden. So kann man also gar nicht mehr einen Nährstoff oder ein Lebensmittel isoliert betrachten, um den Gesundheitswert zu beurteilen, sondern muss immer das gesamte Essen eines Gerichtes, einer Mahlzeit, eines Tages sehen. Diese Kombinationen lassen sich derzeit nicht überschauen und wahrscheinlich übersteigt die Vielzahl der Wechselwirkungen alles, was man je erforschen könnte.

Sicher ist: Je mehr Vielfalt und Variation ich meinem Körper zur Verfügung stelle, desto besser stehen die Chancen, dass ein guter Mix zustande kommt. Darum trainiert die Ehrlich Essen Methode mit besonderen Techniken die-

> Je größer der Lebensmittelwortschatz, desto wirkungsvoller der intuitive Appetit.

ses Vokabular zur Lebensmittelauswahl. Je größer der Lebensmittel-Wortschatz des Körpers, desto wirkungsvoller und geschmackvoller kann der intuitive Appetit wirken.

●●● Küchen Cleverness

Ohne Kochen bleibt auch das beste Coaching nur graue Theorie. Das Modul der Küchen Cleverness fördert alle Fähigkeiten, die nötig sind, um sich mit minimalem Aufwand eine Mahlzeit zuzubereiten oder sich anderweitig mit Essen zu versorgen. Küchen Cleverness ist die absolute Grundvoraussetzung, um sich mit ehrlichem Essen zu versorgen; um Signalstörer zu vermeiden (Signalstörer Kompetenz); dem intuitiven Appetit zu folgen (Appetit Harmonie); und um das Lebensmittel-Vokabular zu erweitern (Food Horizont).

Zu lernen, wie man einen einfachen Wochenrhythmus aufbaut und dann schon dienstags ungefähr weiß, was man an den Folgetagen kochen will, das ist für viele Menschen unserer Zeit ein völlig unterschätzter und wichtiger Faktor für gesundes und entspanntes Essen. Die Beratungspraxis zeigt: Eine gute Logistik ist das A und O für eine gesunde Ernährung. Ihr Ausbau wirkt langfristig mehr als jeder Ratschlag zur Lebensmittelauswahl.

Küchen Cleverness arbeitet nach einem Variationsprinzip. Man braucht nur wenige Grundrezepte zu kennen, muss aber lernen, daraus in jeder Lebenslage nach Angebot und Appetit zu variieren. Sieben Gerichte sind eine gute Basis. Man glaubt es kaum, aber richtig variiert bringen sie einen durch einen gut versorgten, abwechslungsreichen Monat. So braucht man keine tausend Rezepte und dutzende von Kochbüchern, bei denen man ohnehin nur den Überblick verliert.

Alles in allem muss Kochen und Essen Zubereiten so einfach und verinnerlicht werden, dass man es ohne Kopfzerbrechen beherrschen kann. Denn wirklich Zeit kostet nicht das Kochen, sondern das „Über-das-Kochen-nachdenken" wie Rezepte raussuchen, einkaufen und nach Anleitung kochen. Ich behaupte sogar, dass das spontane, unkoordinierte Essen im Alltag der Menschen der Hauptgrund für ungesunde Ernährung und Übergewicht ist.

Aus der Not heraus und weil der Hunger bereits nagt, werden ungeschickte Entscheidungen beim Einkaufen getroffen. Dass viele keine simplen, schnellen Gerichte beherrschen, die gut und nährend sind, kommt hinzu. Wer kann sich heute aus dem Stand einen Pfannkuchen machen, Kartoffelbrei oder eine Linsensuppe?

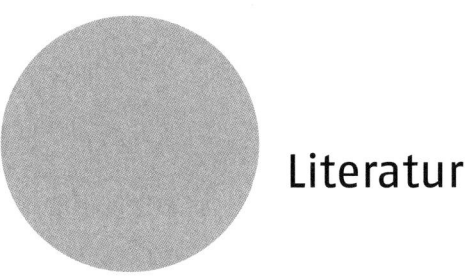

Literatur

Gesund

Banerjee S et al.: Ayurnutrigenomics: Ayurveda-inspired personalized nutrition from inception to evidence. J Tradit Complement Med 2015; 5 (4): 228–233.

Bjelakovic G et al.:Vitamin D supplementation for prevention of mortality in adults. Cochrane Database Syst Rev 2014; (1): CD007470.

Celis-Morales C et al.: Effect of personalized nutrition on health-related behaviour change: evidence from the Food4me European randomized controlled trial. J Epidemiol 2016; pii: dyw186.

Zeevi D et al.: Personalized Nutrition by Prediction of Glycemic Responses. Cell 2015; 163 (5): 1079.

Hahn S: Das Metabolische Syndrom. Ernährungs Umschau 2009; 56: 230 ff.

Durup D et al.: A Reverse J-Shaped Association Between Serum 25-Hydroxyvitamin D and Cardiovascular Disease Mortality: The CopD Study. J Clin Endocrinol Metab 2015; 100 (6): 2339–2346.

Gilca M, Barbulescu A: Taste of medicinal plants: A potential tool in predicting ethnopharmacological activities? J Ethnopharmacol 2015; 174: 464–473.

Herden B, Rauner M: Die DNA-Diät. Unsere Gene bestimmen, welches Essen gut für uns ist. Wissenschaftler arbeiten jetzt an maßgeschneiderten Speiseplänen. Ermöglichen sie uns ein gesünderes und längeres Leben? 13.8.2013 auf www.zeit.de, abgerufen am 10.12.2016.

Jacobs DR Jr: What comes first: the food or the nutrient? Executive summary of a symposium. J Nutr 2014; 144 (4 Suppl.): 543S–546S.

Juyal RC et al.: Potential of ayurgenomics approach in complex trait research: leads from a pilot study on rheumatoid arthritis. PLoS One 2012; 7 (9): e45752.

Kechagias S et al.: Fast-food-based hyper-alimentation can induce rapid and profound elevation of serum alanine aminotransferase in healthy subjects. Gut 2008; 57 (5): 649–654.

Klotter C et al.: Gesund, gesünder, Orthorexia nervosa. Modekrankheit oder Störungsbild? Eine wissenschaftliche Diskussion. Berlin: Springer 2015.

Lakhotia SC: Translating Ayurveda's Dosha-Prakriti into objective parameters. J Ayurveda Integr Med 2014; 5 (3): 176.

Prasher B et al.: Whole genome expression and biochemical correlates of extreme constitutional types defined in Ayurveda. J Transl Med 2008; 6: 48.

Rioux J et al.: A Pilot Feasibility Study of Whole-systems Ayurvedic Medicine and Yoga Therapy for Weight Loss. Glob Adv Health Med 2014; 3 (1): 28–35.

Rotti H et al.: Determinants of prakriti, the human constitution types of Indian traditional medicine and its correlation with contemporary science. J Ayurveda Integr Med 2014; 5 (3): 167–175.

Science Daily: Blood sugar levels in response to foods are highly individual. Mit Bezug auf Weizmann Institute of Science. 19.11.2015 auf www.sciencedaily.com, abgerufen am 3.11.2016.

Travis FT, Wallace RK: Dosha brain-types: A neural model of individual differences. J Ayurveda Integr Med 2015; 6 (4): 280–285.

Geschmack

Arya F et al.: Differences in postprandial inflammatory responses to a ‚modern' vs. traditional meat meal: a preliminary study. Br J Nutr 2010; 104 (5): 724–728.

Brondel L et al.: Sensory-specific satiety with simple foods in humans: no influence of BMI? Int J Obes (Lond) 2007; 31 (6): 987–995.

Burger K: Werden Obst und Gemüse immer ungesünder? 6.8.2014 auf spektrum.de, abgerufen am 27.10.2016.

Burritt EA, Provenza FD: Food aversion learning in sheep: persistence of conditioned taste aversions to palatable shrubs (Cercocarpus montanus and Amelanchier alnifolia). J Anim Sci 1990; 68 (4): 1003–1007.

Davis CM: Results of the self-selection of diets by young children. Can Med Assoc J 1939; 41 (3): 257–261.

Davis CM. Self selection of diet by newly weaned infants – an experimental study. Am J Dis Child 1928; 36 (4): 651–679.

Epstein LH et al.: Long-term habituation to food in obese and nonobese women. Am J Clin Nutr 2011; 94 (2): 371–376..

Epstein LH et al.: Food characteristics, long-term habituation and energy intake. Laboratory and field studies. Appetite 2013; 60 (1): 40–50.

Hauswirth CB et al.: High-Omega-3 Fatty Acid Content in Alpine Cheese: The Basis for an Alpine Paradox. Circulation 2004; 109 (1)103–107.

Howard JD, Gottfried JA: Configural and elemental coding of natural odor mixture components in the human brain. Neuron 2014; 84 (4): 857–869.

Jacobs DR Jr et al.: Food synergy: an operational concept for understanding nutrition. Am J Clin Nutr 2009; 89 (5): 1543S–1548S.

Jacobs DR, Tapsell LC: Food synergy: the key to a healthy diet. Proc Nutr Soc 2013; 72 (2): 200–206.

Liu RH: Health benefits of fruit and vegetables are from additive and synergistic combinations of phytochemicals. Am J Clin Nutr 2003; 78 (3 Suppl): 517S–520S.

Mennella JA: Ontogeny of taste preferences: basic biology and implications for health. Am J Clin Nutr 2014; 99 (3): 704S–711S.

Morison BJ et al.: How different are baby-led weaning and conventional complementary feeding? A cross-sectional study of infants aged 6–8 months. BMJ Open 2016; 6: e010665

O'Doherty J et al.: Sensory-specific satiety-related olfactory activation of the human orbitofrontal cortex. Neuroreport 2000; 11 (2): 399–403.

Provenza FD et al.: Our landscapes, our livestock, ourselves: Restoring broken linkages among plants, herbivores and humans with diets that nourish and satiate. Appetite 2015; 95: 500–519.

Rebello CJ et al.: Acute Effects of a Spinach Extract Rich in Thylakoids on Satiety: A Randomized Controlled Crossover Trial. J Am Coll Nutr 2015; 34 (6): 470–477.

Rebello CJ et al.: Gut fat signaling and appetite control with special emphasis on the effect of thylakoids from spinach on eating behavior. Int J Obes (Lond) 2015; 39 (12): 1679–1688.

Rolls ET, Rolls JH: Olfactory sensory-specific satiety in humans. Physiol Behav 1997; 61 (3): 461–473.

Rolls ET: Taste, olfactory and food texture reward processing in the brain and the control of appetite. Proc Nutr Soc 2012; 71 (4): 488–501.

Stenblom EL et al.: Consumption of thylakoid-rich spinach extract reduces hunger, increases satiety and reduces cravings for palatable food in overweight women. Appetite 2015; 91: 209–219.

Story M, Brown JE: Do young children instinctively know what to eat? The studies of Clara Davis revisited. N Engl J Med 1987; 316 (2): 103–106.

Strauss S: Clara M. Davis and the wisdom of letting children choose their own diets. CMAJ 2006; 175 (10): 1199–1201.

Townsend E, Pitchford NJ: Baby knows best? The impact of weaning style on food preferences and body mass index in early childhood in a case-controlled sample. BMJ Open 2012; 2: e000298

Ulrich D: Aroma compounds of fruit and vegetables - function and effects. Julius-Kühn Archiv 422, 2009.

von Poser Toigo E et al.: Metabolic and feeding behavior alterations provoked by prenatal exposure to aspartame. Appetite 2015; 87: 168–174.

Wang J, Provenza: Dynamics of Preference by Sheep Offered Foods Varying in Flavors, Nutrients, and A Toxin. F.D. J Chem Ecol 1997; 23: 275.

Bauchgefühl

Burns C: Could ‚listening to your body‘ help you lose weight? 26.7.2013 auf www.theguardian.com, abgerufen am 15.11.2016.

Cadena-Schlam L, López-Guimerà G: Intuitive eating: an emerging approach to eating behavior. Nutr Hosp 2014; 31 (3): 995–1002.

Camilleri GM et al.: Intuitive Eating Dimensions Were Differently Associated with Food Intake in the General Population-Based NutriNet-Santé Study. J Nutr 2016; pii: jn234088.

Camilleri GM et al.: Intuitive eating is inversely associated with body weight status in the general population-based NutriNet-Santé study. Obesity (Silver Spring) 2016; 24 (5): 1154–1161.

Enck P et al.: Sensitivity and Specificity of Hypnosis Effects on Gastric Myoelectrical Activity. Gray M, ed. PLoS ONE 2013; 8 (12): e83486.

Farrow CV et al.: Teaching our children when to eat: how parental feeding practices inform the development of emotional eating – a longitudinal experimental design. Am J Clin Nutr 2015; 101 (5): 908–913.

Freedman R, Ross RG: Prenatal choline and the development of schizophrenia. Shanghai Arch Psychiatry 2015; 27 (2): 90–102.

Herbert BM et al.: Intuitive eating is associated with interoceptive sensitivity. Effects on body mass index. Appetite 2013; 70: 22–30.

Herbert BM, Pollatos O: Attenuated interoceptive sensitivity in overweight and obese individuals. Eat Behav 2014; 15 (3): 445–448.

Hormes JM: Towards a Socio-Cultural Model of Food Cravings: Evidence from the Case of Perimenstrual Chocolate Craving. Publicly Accessible Penn Dissertations 223 (2010). http://repository.upenn.edu/edissertations/223

Kliemann N et al.: Development and validation of the Self-Regulation of Eating Behaviour Questionnaire for adults. Int J Behav Nutr Phys Act 2016; 13: 87.

Madden CE et al.: Eating in response to hunger and satiety signals is related to BMI in a nationwide sample of 1601 mid-age New Zealand women. Public Health Nutr 2012; 15 (12): 2272–2279.

Meule A. Cultural Reflections on Restrained Eating. Frontiers in Psychology 2016; 7: 205.

Nordin S et al.: A longitudinal descriptive study of self-reported abnormal smell and taste perception in pregnant women. Chem Senses 2004; 29 (5): 391–402.

Orloff NC et al.: Food cravings in pregnancy: Preliminary evidence for a role in excess gestational weight gain. Appetite 2016; 105: 259–265.

Oswald A et al.: Do interoceptive awareness and interoceptive responsiveness mediate the relationship between body appreciation and intuitive eating in young women? Appetite 2016; 109: 66–72.

Plateau CR et al.: Learning to eat again: Intuitive eating practices among retired female collegiate athletes. Eat Disord 2017; 25 (1): 92–98.

Tylka TL, Kroon Van Diest AM: The Intuitive Eating Scale-2: item refinement and psychometric evaluation with college women and men. J Couns Psychol 2013; 60 (1): 137–153.

Tylka TL: Development and psychometric evaluation of a measure of intuitive eating. Journal of Counseling Psychology 2006; 53 (2): 226–240.

van Dyck Z et al.: German version of the intuitive eating scale: Psychometric evaluation and application to an eating disordered population. Appetite 2016; 105: 798–807.

van Dyck Z et al.: The Water Load Test As a Measure of Gastric Interoception: Development of a Two-Stage Protocol and Application to a Healthy Female Population.PLoS One 2016; 11 (9): e0163574.

Zeisel SH: Choline: critical role during fetal development and dietary requirements in adults. Annu Rev Nutr 2006; 26: 229–250.

Zeisel SH: Nutrition in pregnancy: the argument for including a source of choline. Int J Womens Health 2013; 5: 193–199.

Hunger

B. Benelam: Satiation, satiety and their effects on eating behaviour. Nutrition Bulletin 2009; 34: 126–173.

Castro H et al.: Cafeteria diet overfeeding in young male rats impairs the adaptive response to fed/fasted conditions and increases adiposity independent of body weight. Int J Obes (Lond) 2015; 39 (3): 430–437.

Chakraborti CK: New-found link between microbiota and obesity. World J Gastrointest Pathophysiol 2015; 6 (4): 110–119.

Colombo G et al.: A study on the short-term effect of cafeteria diet and pioglita-zone on insulin resistance and serum levels of adiponectin and ghrelin. Braz J Med Biol Res 2012; 45 (10): 935–941.

Esteve M et al.: Effect of a cafeteria diet on energy intake and balance in Wistar rats. Physiol Behav 1994; 56 (1) :65–71.

Hogenkamp PS, Schiöth HB: Effect of oral processing behaviour on food intake and satiety. Physiol Behav 2015; 152 (Pt B): 389–396.

Mihalache L et al.: Effects of ghrelin in energy balance and body weight homeo-stasis. Hormones 2016; 15 (2): 186–196.

Ott V et al.: Meal anticipation potentiates postprandial ghrelin suppression in hu-mans. Psychoneuroendocrinology 2012; 37 (7): 1096–1100.

Raspopow K et al.: Psychosocial stressor effects on cortisol and ghrelin in emoti-onal and non-emotional eaters: influence of anger and shame. Horm Behav 2010; 58 (4): 677–684.

Saad MJ et al.: Linking Gut Microbiota and Inflammation to Obesity and Insulin Resistance. Physiology (Bethesda) 2016; 31 (4): 283–293.

Sampey BP et al.: Cafeteria diet is a robust model of human metabolic syndrome with liver and adipose inflammation: comparison to high-fat diet. Obesity (Sil-ver Spring) 2011; 19 (6): 1109–1117.

Schéle E et al.: Centrally Administered Ghrelin Acutely Influences Food Choice in Rodents. PLoS One 2016; 11 (2): e0149456.

Smith PA: Can the Bacteria in Your Gut Explain Your Mood? The rich array of microbiota in our intestines can tell us more than you might think. 23.6.2015 auf www.nytimes.com, abgerufen am 13.12.2016.

Signalstörer Diät

Birch LL, Deysher M: Caloric compensation and sensory specific satiety: evidence for self regulation of food intake by young children. Appetite 1986; 7 (4): 323–331.

Dörhöfer P: „Essen wird heute moralisiert" Ernährungspsychologe Christoph Klotter spricht über zwanghaftes Gesundheitsbewusstsein und Ideale, die im-mer rigoroser werden. 30.11.2015 unter www.fr-online.de, abgerufen am 1.11.2016.

Ellis JM et al.: Recollections of pressure to eat during childhood, but not picky eating, predict young adult eating behavior. Appetite 2016; 97: 58–63.

Fisher Jo, Birch LL: Parents' restrictive feeding practices are associated with young girls' negative self-evaluation of eating. Journal of the American Dietetic Asso-ciation 2000; 100 (11): 1341–1346.

Fisher JO, Birch LL: Restricting access to foods and children's eating.Appetite 1999; 32 (3): 405–419.

Garcia K, Mann T: From ‚I Wish‘ to ‚I Will‘: social-cognitive predictors of behavioral intentions. J Health Psychol 2003; 8 (3): 347–360.

Heery E et al.: Effects of dietary restraint and weight gain attitudes on gestational weight gain. Appetite 2016; 107: 501–510.

Lowe MR et al.: Dieting and restrained eating as prospective predictors of weight gain. Front Psychol 2013; 4: 577.

Mann T et al.: Promoting Public Health in the Context of the „Obesity Epidemic“: False Starts and Promising New Directions. Perspect Psychol Sci 2015; 10 (6): 706–710.

Mann T et al.: Medicare's search for effective obesity treatments: diets are not the answer. Am Psychol 2007; 62 (3): 220–233.

Ounsted M, Sleigh G: The infant's self-regulation of food intake and weight gain. Difference in metabolic balance after growth constraint or acceleration in utero. Lancet 1975; 1 (7922): 1393–1397.

Park S et al.: Mothers' child-feeding practices are associated with children's sugar-sweetened beverage intake. J Nutr 2015; 145 (4): 806–812.

Pietiläinen KH et al.: Does dieting make you fat? A twin study. Int J Obes (Lond) 2012; 36 (3): 456–464.

Rollins BY et al.: Alternatives to restrictive feeding practices to promote self-regulation in childhood: a developmental perspective. Pediatr Obes 2016; 11 (5): 326–332.

Tan CC, Holub SC: Children's self-regulation in eating: associations with inhibitory control and parents' feeding behavior. J Pediatr Psychol 2011; 36 (3): 340–345.

Tomiyama AJ et al.: Low calorie dieting increases cortisol. Psychosom Med 2010; 72 (4): 357–364.

Signalstörer Glutamat

Grimm HU, Ubbenhorst B: Chemie im Essen: Lebensmittel-Zusatzstoffe. Wie sie wirken, warum sie schaden. München: Knaur 2013.

Gomes JR et al.: Effects of Physical Exercise on the Intestinal Mucosa of Rats Submitted to a Hypothalamic Obesity Condition. Anat Rec (Hoboken) 2016; 299 (10): 1389–1396.

Hermanussen M et al.: Obesity, voracity, and short stature: the impact of glutamate on the regulation of appetite. Eur J Clin Nutr 2006; 60 (1): 25–31.

Pilgrim FJ et al.: Influence of monosodium glutamate on taste perception. Journal of Food Science 1955; 20: 310–314.

Williams AN, Woessner KM: Monosodium glutamate ‚allergy': menace or myth? Clin Exp Allergy 2009; 39 (5): 640–646.

Signalstörer Aroma

Dr. Watson News: Die heimlichen Dickmacher im Essen. 25.1.2007 auf www. food-detektiv.de, abgerufen am 23.11.2016.

Grimm HU, Ubbenhorst B: Chemie im Essen: Lebensmittel-Zusatzstoffe. Wie sie wirken, warum sie schaden. München: Knaur 2013.

ÖKO-TEST online: Auf Geschmack getrimmt. In der Kindheit. Vorlieben werden früh antrainiert. 27.12.2014. auf www.oekotest.de, abgerufen am 23.11.2016.

TTZ Bremerhaven: Geheimnisvolle Erdbeeren. Verbraucher lassen sich in der Geschmackschule des ttz Bremerhaven kulinarisch verführen. 28.6.2011 auf www.ttz-bremerhaven.de, abgerufen am 23.11.2016.

Signalstörer Qualität

Hawks SR et al.: Intuitive eating and the nutrition transition in Asia. Asia Pac J Clin Nutr 2004; 13 (2): 194–203.

Harvard Medical School: Obesity Prevention Source Web. The Nutrition Transition. Auf www.hsph.harvard.edu, abgerufen am 5.12.2016.

Harvard Medical School: Obesity Prevention Source Web. Food and Diet. Beyond Willpower: Diet Quality and Quantity Matter. Auf www.hsph.harvard.edu, abgerufen am 28.11.2016.

Popkin BM et al.: NOW AND THEN: The Global Nutrition Transition: The Pandemic of Obesity in Developing Countries. Nutrition Reviews 2012; 70 (1): 3–21.

Schreiner M et al.: Bioaktive Substanzen im Gemüse – eine neue Dimension der Produktqualität. Forschungsreport Sonderheft zum Jahr der Lebenswissenschaften (2001), 10–11.

Signalstörer Stress

Harvard Medical School: Mental Health Letter: Why stress causes people to overeat. Auf http://www.health.harvard.edu/, abgerufen am 3.12.2016.

Huh J et al.: The time-varying association between perceived stress and hunger within and between days. Appetite 2015; 89: 145–151.

Järvelä-Reijonen E et al.: High perceived stress is associated with unfavorable eating behavior in overweight and obese Finns of working age. Appetite 2016; 103: 249–258.

Lavretsky H et al.: A pilot study of yogic meditation for family dementia caregivers with depressive symptoms: Effects on mental health, cognition, and telomerase activity. International journal of geriatric psychiatry 2013; 28 (1): 57–65.

Lemmens SG et al.: Stress augments food ‚wanting' and energy intake in visceral overweight subjects in the absence of hunger. Physiol Behav 2011; 103 (2): 157–163.

Mocanu V et al.: Eating behaviour in response to acute stress. Rev Med Chir Soc Med Nat Iasi 2016; 120 (2): 223–227.

Otsuka R et al.: Eating fast leads to obesity: findings based on self-administered questionnaires among middle-aged Japanese men and women. J Epidemiol 2006; 16 (3): 117–124.

Signalstörer Süßstoffe

Azad MB et al.: Association Between Artificially Sweetened Beverage Consumption During Pregnancy and Infant Body Mass Index. JAMA Pediatr 2016; 170 (7): 662–670.

Feijó Fde M et al.: Saccharin and aspartame, compared with sucrose, induce greater weight gain in adult Wistar rats, at similar total caloric intake levels. Appetite 2013; 60 (1): 203–207.

Foletto KC et al.: Sweet taste of saccharin induces weight gain without increasing caloric intake, not related to insulin-resistance in Wistar rats. Appetite 2016; 96: 604–610.

Suez J et al.: Non-caloric artificial sweeteners and the microbiome: findings and challenges. Gut Microbes 2015; 6 (2): 149–155.

University of Sydney: Why artificial sweeteners can increase appetite. New research sheds light on artificial sweeteners' impact in the brain. 13.7.2016 auf www.sydney.edu.au, abgerufen am 3.12.2016.

von Poser Toigo E et al.: Metabolic and feeding behavior alterations provoked by prenatal exposure to aspartame. Appetite 2015; 87: 168–174.

Signalstörer Werbung

Longacre MR et al.: Child-targeted TV advertising and preschoolers' consumption of high-sugar breakfast cereals. Appetite 2017; 108: 295–302.

Schillinger D, Jacobson MF: Science and Public Health on Trial. Warning Notices on Advertisements for Sugary Drinks. *JAMA* 2016; 316 (15): 1545–1546.

Spence C et al.: Eating with our eyes: From visual hunger to digital satiation. Brain Cogn 2016; 110: 53–63.

Signalstörer Zucker

Avena NM et al.: Evidence for sugar addiction: behavioral and neurochemical effects of intermittent, excessive sugar intake. Neurosci Biobehav Rev 2008; 32 (1): 20–39.

Selhub E: Nutritional psychiatry: Your brain on food. 16.11.2015 auf www.health. harvard.edu, abgerufen am 11.12.2016.

Westwater ML et al.: Sugar addiction: the state of the science. Eur J Nutr 2016; 55 (Suppl 2): 55–69.

Signalstörer Die anderen

Cruwys T et al.: Social modeling of eating: a review of when and why social influence affects food intake and choice. Appetite 2015; 86: 3–18.

Howland M et al.: Friends don't let friends eat cookies: effects of restrictive eating norms on consumption among friends. Appetite 2012; 59 (2): 505–509.

Robinson E et al.: What everyone else is eating: a systematic review and meta-analysis of the effect of informational eating norms on eating behavior. J Acad Nutr Diet 2014; 114 (3): 414–429.

Neue Ansätze

Geier U et al.: Development and Application of a Test for Food-Induced Emotions. PLoS One 2016; 11 (11): e0165991.

Ott V et al.: Oxytocin reduces reward-driven food intake in humans. Diabetes 2013; 62 (10): 3418–3425.

Register